Fisiologia do exercício

SÉRIE CORPO EM MOVIMENTO

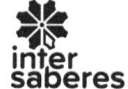

Fisiologia do exercício

Ana Carolina Passos de Oliveira

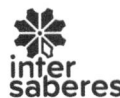

Rua Clara Vendramin, 58 • Mossunguê • CEP 81200-170 • Curitiba • PR • Brasil
Fone: (41) 2106-4170 • www.intersaberes.com • editora@intersaberes.com

Conselho editorial
Dr. Alexandre Coutinho Pagliarini
Dr.ª Elena Godoy
Dr. Neri dos Santos
Dr. Ulf Gregor Baranow

Editora-chefe
Lindsay Azambuja

Gerente editorial
Ariadne Nunes Wenger

Assistente editorial
Daniela Viroli Pereira Pinto

Edição de texto
Larissa Carolina de Andrade
Letra & Língua Ltda.
Monique Francis Fagundes Gonçalves

Capa
Laís Galvão (*design*)
ViDI Studio/Shutterstock (imagem)

Projeto gráfico
Luana Machado Amaro

Diagramação
Rafael Ramos Zanellato

Equipe de *design*
Iná Trigo

Iconografia
Regina Claudia Cruz Prestes
Sandra Lopis da Silveira

Dados Internacionais de Catalogação na Publicação (CIP)
(Câmara Brasileira do Livro, SP, Brasil)

Oliveira, Ana Carolina Passos de
   Fisiologia do exercício/Ana Carolina Passos de Oliveira. Curitiba: InterSaberes, 2022. (Série Corpo em Movimento)

   Bibliografia.
   ISBN 978-65-5517-160-0

   1. Exercício – Aspectos fisiológicos I. Título. II. Série.

22-111075   CDD-612.044

Índices para catálogo sistemático:
1. Exercício: Aspectos fisiológicos   612.044
2. Fisiologia do exercício   612.044

Cibele Maria Dias – Bibliotecária – CRB-8/9427

1ª edição, 2022.

Foi feito o depósito legal.

Informamos que é de inteira responsabilidade da autora a emissão de conceitos.

Nenhuma parte desta publicação poderá ser reproduzida por qualquer meio ou forma sem a prévia autorização da Editora InterSaberes.

A violação dos direitos autorais é crime estabelecido na Lei n. 9.610/1998 e punido pelo art. 184 do Código Penal.

Sumário

Apresentação • 9
Como aproveitar ao máximo este livro • 11

Capítulo 1
Fisiologia do exercício: histórico e conceitos fundamentais • 19

1.1 Fisiologia do exercício: breve histórico • 24
1.2 Princípios da fisiologia do exercício • 30
1.3 Inter-relação entre os princípios fisiológicos • 40
1.4 Variáveis fisiológicas mensuráveis • 41
1.5 Sistemas de controle do corpo • 47
1.6 Efeitos fisiológicos do exercício • 51

Capítulo 2
Anatomia do sistema neuromuscular • 65

2.1 Sistema neuromuscular • 70
2.2 Estrutura dos neurônios • 75
2.3 SNC e áreas anatômicas • 76
2.4 Córtex motor e áreas associadas • 82
2.5 Conexão entre córtex e medula espinhal • 89
2.6 Tipos de fibras musculares e suas funções • 92
2.7 Componentes de controle do movimento • 97

Capítulo 3
  Metabolismo e exercício • 103
  3.1 Metabolismo e exercício: considerações iniciais • 108
  3.2 Fontes energéticas: nutrientes primários • 113
  3.3 Fosfato de alta energia: ATP e ADP • 116
  3.4 Necessidades energéticas em repouso • 122
  3.5 Transições fisiológicas do repouso ao exercício • 125

Capítulo 4
  Sistema cardiorrespiratório • 145
  4.1 Sistema cardiorrespiratório e exercício físico • 150
  4.2 Capacidade do sistema cardiovascular • 163
  4.3 Controle cardiovascular durante o exercício • 165
  4.4 Regulação respiratória durante o exercício • 169
  4.5 Adaptações cardiorrespiratórias ao treinamento • 177

Capítulo 5
  Fisiologia aplicada ao exercício físico • 187
  5.1 Princípios do treinamento físico • 192
  5.2 Métodos de treinamento • 197
  5.3 Controles interno e externo da carga • 205
  5.4 Fatores que afetam o desempenho • 214
  5.5 Fadiga • 215

Capítulo 6
   Fisiologia e termorregulação • 221
   6.1 Mecanismos fisiológicos corporais
        e termorregulação • 226
   6.2 Mensuração da temperatura durante o exercício • 234
   6.3 Produção *versus* perda de calor corporal • 236
   6.4 Termorregulação e exercício: respostas corporais
        relacionadas ao calor • 243
   6.5 Aclimatação ao calor • 248
   6.6 Termorregulação e exercício: respostas corporais
        relacionadas ao frio • 249
   6.7 Aclimatação ao frio • 254

Considerações finais • 259
Referências • 261
Bibliografia comentada • 265
Sobre a autora • 267

Apresentação

Quando tratamos de Fisiologia do Exercício, não estamos pensando na especificidade de uma ou outra modalidade esportiva, uma vez que essa disciplina abrange o que podemos conceber como a base para o desenvolvimento de qualquer modalidade esportiva. Assim, é preciso que todo treinador atenda seu público com o máximo nível de segurança, respeitando as capacidades físicas e metabólicas dos indivíduos.

Os conhecimentos acerca da fisiologia do exercício, além de possibilitarem uma prescrição segura, permitem a otimização da prescrição, à medida que esse saber conjuga diversas variáveis que podem influenciar o desempenho esportivo. Por isso, treinadores que atuam em áreas da atividade física e saúde e na área da *performance* esportiva devem precisar quais são princípios fisiológicos aplicados ao exercício.

A fisiologia do exercício é uma disciplina oriunda da fisiologia, sua matéria-mãe, sendo os conceitos básicos da fisiologia aplicados aos exercício. Por isso, neste livro, dedicamo-nos a discutir as principais adaptações dos sistemas corporais em resposta ao exercício físico, agudas ou crônicas. Em razão disso, buscamos elucidar quais são os comportamentos esperados em relação aos programas de treinamento. Analisamos, ainda, algumas metodologias de treinamento, com vistas a mostrar que cada uma delas fornece diferentes estímulos metabólicos e adaptativos aos sistemas corporais. Nesse sentido, conhecendo essas diferentes metodologias, os profissionais da área podem adaptar a prescrição de diferentes metodologias às realidades apresentadas por seus alunos em diferentes contextos.

Esperamos que este material contribua com a formação daqueles(as) interessados(as) no desenvolvimento esportivo, pautando a prescrição e a prática de modo seguro e a partir de princípios e conceitos basilares.

A vocês, leitores(as), desejamos excelentes reflexões.

Como aproveitar ao máximo este livro

Empregamos nesta obra recursos que visam enriquecer seu aprendizado, facilitar a compreensão dos conteúdos e tornar a leitura mais dinâmica. Conheça a seguir cada uma dessas ferramentas e saiba como estão distribuídas no decorrer deste livro para bem aproveitá-las.

Conteúdos do capítulo

Logo na abertura do capítulo, relacionamos os conteúdos que nele serão abordados.

Conteúdos do capítulo:
- Histórico e princípios da fisiologia do exercício.
- Sistemas de controle do corpo.
- Fontes de informação sensorial.
- Efeitos fisiológicos do exercício.

Após este capítulo você será capaz de:
1. Identificar a linha cronológica de criação da fisiologia do exercício;
2. diferenciar os principais conceitos ligados à fisiologia do exercício;
3. definir a ação da fisiologia nos exercícios;
4. explicitar a influência da fisiologia no âmbito esportivo.

Após o estudo deste capítulo, você será capaz de:

Antes de iniciarmos nossa abordagem, listamos as habilidades trabalhadas no capítulo e os conhecimentos que você assimilará no decorrer do texto.

Introdução do capítulo

A fisiologia do exercício é um ramo da fisiologia, considerada sua disciplina-mãe. A fisiologia humana desenvolve-se no decorrer de um longo percurso histórico, tendo como principal preocupação as reações dos sistemas corporais. No entanto, nesse percurso, começam a emergir questões relacionadas às respostas corporais originadas do estresse provocado pelo exercício físico. A partir daí, a Fisiologia do Exercício se consolida como uma disciplina com importantes contribuições para a área do esporte, haja vista a explicação da influência fisiológica nos sistemas corporais, constatando que as adaptações fisiológicas ocorrem no sentido de promover a homeostase corporal em razão do estresse causado pelo exercício físico.

Logo na abertura do capítulo, informamos os temas de estudo e os objetivos de aprendizagem que serão nele abrangidos, fazendo considerações preliminares sobre as temáticas em foco.

Para saber mais

Sugerimos a leitura de diferentes conteúdos digitais e impressos para que você aprofunde sua aprendizagem e siga buscando conhecimento.

Exercícios resolvidos

Nesta seção, você acompanhará passo a passo a resolução de alguns problemas complexos que envolvem os assuntos trabalhados no capítulo.

Perguntas & respostas

Nesta seção, respondemos às dúvidas frequentes relacionadas aos conteúdos do capítulo.

O que é

Nesta seção, destacamos definições e conceitos elementares para a compreensão dos tópicos do capítulo.

Exemplificando

Disponibilizamos, nesta seção, exemplos para ilustrar conceitos e operações descritos ao longo do capítulo a fim de demonstrar como as noções de análise podem ser aplicadas.

Curiosidade

Nestes boxes, apresentamos informações complementares e interessantes relacionadas aos assuntos expostos no capítulo.

Estudo de caso

Nesta seção, relatamos situações reais ou fictícias que articulam a perspectiva teórica e o contexto prático da área de conhecimento ou do campo profissional em foco com o propósito de levá-lo a analisar tais problemáticas e a buscar soluções.

Síntese

Ao final de cada capítulo, relacionamos as principais informações nele abordadas a fim de que você avalie as conclusões a que chegou, confirmando-as ou redefinindo-as.

Bibliografia comentada

Nesta seção, comentamos algumas obras de referência para o estudo dos temas examinados ao longo do livro.

SILVERTHORN, D. U. **Fisiologia humana**: uma abordagem integrada. 7. ed. Porto Alegre: Artmed, 2017.

Nesse livro, os tópicos de fisiologia são escritos de maneira integrada. Ainda que a maioria dos sistemas seja comumente estudada isoladamente, o autor relaciona o funcionamento dos diversos sistemas e apresenta uma visão geral e conjunta do corpo humano, o que instiga o leitor a desenvolver sua capacidade crítica.

POWERS, S. K.; HOWLEY, E. T. **Fisiologia do exercício**: teoria e aplicação ao condicionamento e ao desempenho. 8. ed. São Paulo: Manole, 2014.

Nesse livro introdutório, os autores exploram teoria e prática no que diz respeito ao condicionamento e ao desempenho físico. Nas seções II e III, a fisiologia do exercício é discutida, respectivamente, com relação ao condicionamento físico e ao desempenho esportivo, em que se observa a aplicação dos conteúdos da fisiologia do exercício básica.

MCARDLE, W. D.; KATCH, F. I.; KATCH, V. L. **Fisiologia do exercício**: nutrição, energia e desempenho humano. 8. ed. Rio de Janeiro: Guanabara Koogan, 2016.

Trata-se de um livro clássico dos estudiosos da fisiologia do exercício. Os autores, na primeira parte da obra, além de discorrerem sobre as respostas fisiológicas relacionadas ao exercício físico e ao treinamento, trazem informações relacionadas aos aspectos nutricionais, como o uso de proteínas, gorduras e carboidratos durante a atividade física. A segunda parte é dedicada à discussão dos aspectos relacionados ao exercício físico e a adaptações crônicas ao treinamento, bem como apresenta os efeitos da atividade física em sujeitos com condições especiais de saúde.

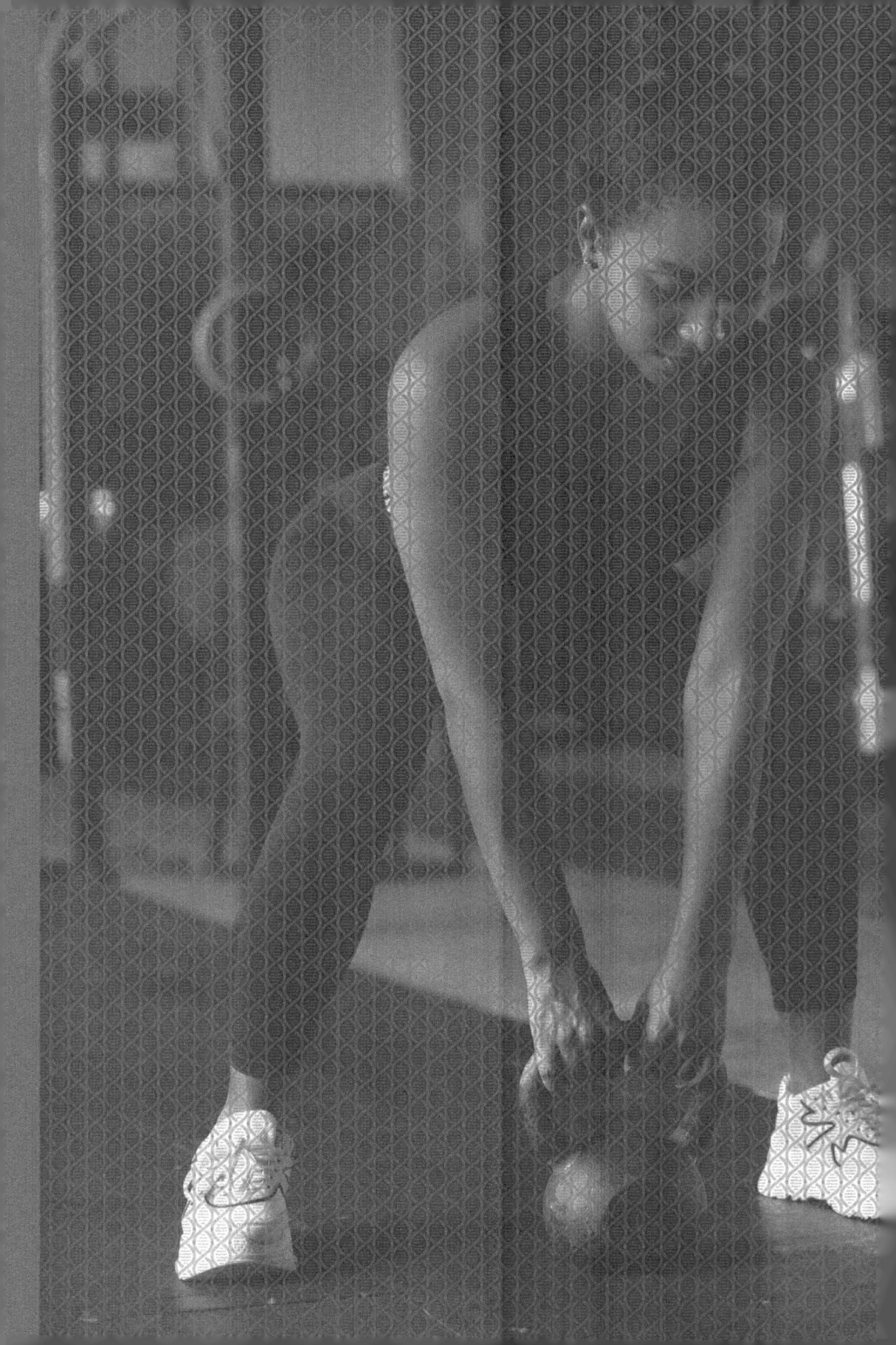

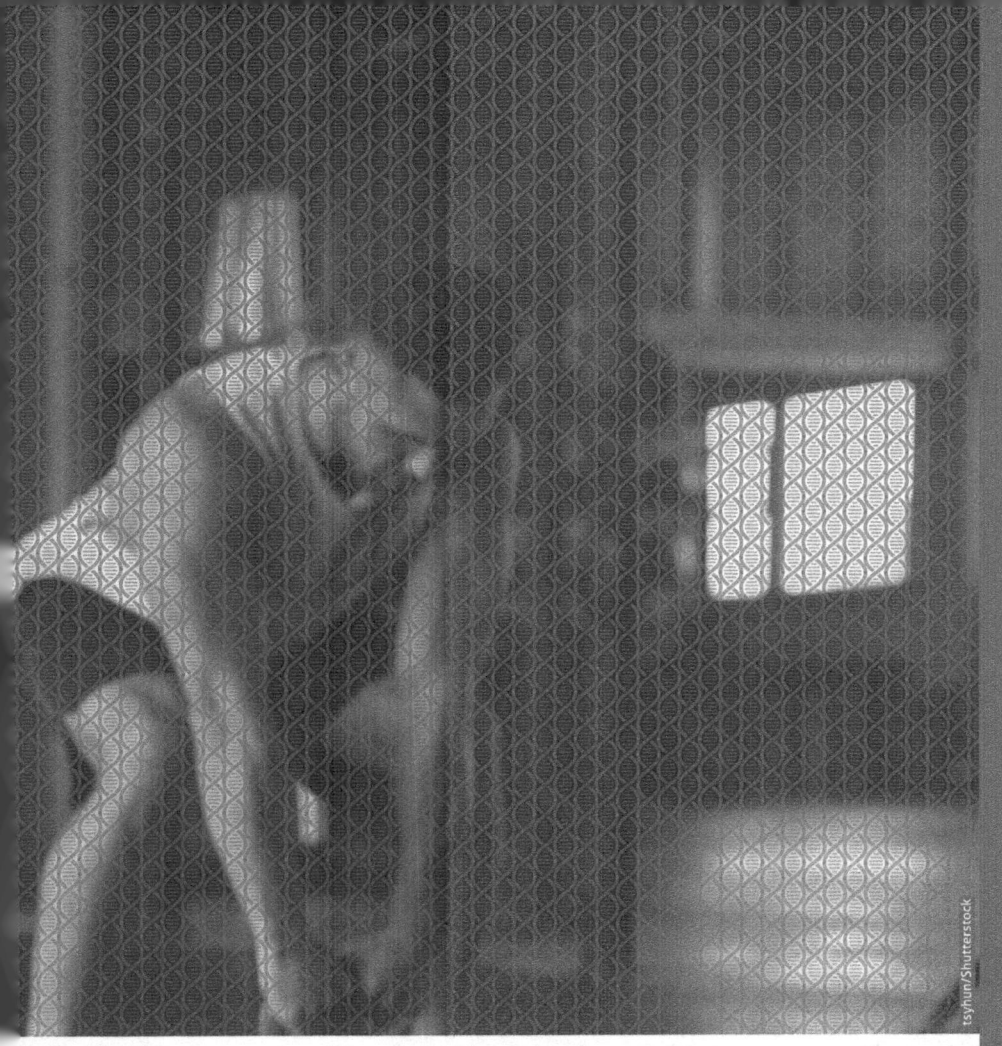

Capítulo 1

Fisiologia do exercício: histórico e conceitos fundamentais

Conteúdos do capítulo

- Histórico e princípios da fisiologia do exercício.
- Sistemas de controle do corpo.
- Fontes de informação sensorial.
- Efeitos fisiológicos do exercício.

Após este capítulo você será capaz de:

1. identificar a linha cronológica de criação da fisiologia do exercício;
2. diferenciar os principais conceitos ligados à fisiologia do exercício;
3. definir a ação da fisiologia nos exercícios;
4. explicitar a influência da fisiologia no âmbito esportivo.

A **fisiologia** do exercício é um ramo da fisiologia, considerada sua disciplina-mãe. A fisiologia humana desenvolve-se no decorrer de um longo percurso histórico, tendo como principal preocupação as reações dos sistemas corporais. No entanto, nesse percurso, começam a emergir questões relacionadas às respostas corporais originadas do estresse provocado pelo exercício físico. A partir daí, a Fisiologia do Exercício se consolida como uma disciplina com importantes contribuições para a área do esporte, haja vista a explicação da influência fisiológica nos sistemas corporais, constatando que as adaptações fisiológicas ocorrem no sentido de promover a homeostase corporal em razão do estresse causado pelo exercício físico.

Cabe mencionar, inicialmente, que as adaptações fisiológicas corporais relacionadas ao exercício físico podem ser benéficas para a realização da atividade física em si, para a manutenção da saúde no geral e para a promoção da *performance* esportiva. Nesse sentido, é fundamental conhecer os principais conceitos relacionados à fisiologia do exercício.

1.1 Fisiologia do exercício: breve histórico

Já sabemos que a fisiologia do exercício nasce da fisiologia, e é por isso que, primeiramente, faremos um breve percurso geral pelo estudo da fisiologia.

O termo *fisiologia* é originário do grego *physis*, que significa "função", e de *logos*, que significa "estado", assim, é de interesse da fisiologia o estudo das funções mecânicas, físicas e bioquímicas, considerando os tecidos, órgãos e sistemas do corpo humano e suas adaptações ante a estímulos gerais, normalmente desencadeados pelo ambiente no qual o indivíduo está inserido.

Os primeiros registros sobre questões relacionadas ao esporte e saúde remontam às civilizações gregas e da Ásia menor, mas foi o médico indiano Sushruta (800 a.C-700 a.C) que descreveu, em seu tratado intitulado *Sushruta Samhita*, além de diversos procedimentos médicos, instrumentos cirúrgicos e condições médicas relacionadas às patologias, o efeito dos exercícios físicos sobre a saúde e as condições patológicas.

Para saber mais

O tratado *Sushruta Samhita* é datado de 600 a.C. Seu arquivo original está alocado na biblioteca da Oxford Univerisity, e atualmente é possível acessar uma versão *on-line* na íntegra no sítio indicado a seguir.

SUSHRUTA SAMHITA. **The Sushruta Samhita**. Índia: Calcutta, 1911. Disponível em: http://archive.org/stream/englishtranslati00susruoft#page/n3/mode/2up. Acesso em: 28 jun. 2022.

Uma das contribuições de Sushruta (1911) foi considerar a obesidade uma condição patológica influenciada principalmente pelo sedentarismo. Outros médicos da Antiguidade exerceram grande influência sobre a temática, como Hipócrates, Heródico e Galeano.

Hipócrates (460 a.C-377 a.C) é considerado o pai da medicina moderna, uma vez que se preocupava principalmente com temas relacionados à saúde e à higiene, tendo sido fortemente influenciado pelo trabalho de Heródico (séc. V a.C), que teorizava sobre uma dieta adequada para a prática física. Já Galeano (ca. 129 a.C-ca 199 ou 217 a.C) foi quem implementou o que, à época, poderia intitular-se de *fisiologia do exercício aplicada*. Entre as diversas obras publicadas por Galeano, algumas tratavam do efeito benéfico dos exercícios físicos para a saúde e dos efeitos adversos causados por uma vida sedentária, usufruindo do conceito hoje traduzido por "obesidade mórbida", o que justificava a inclusão em seu tratamento de uma rotina de exercícios físicos, dieta e tratamento medicamentoso (Forjaz; Tricoli, 2011). Galeano também criou programas de exercício para a reabilitação do ombro. Nesse tocante, foram ainda feitas observações acerca de exercícios físicos, classificados como "ágeis", sendo considerados a duração e o número de repetições apropriados. A definição de *exercício* proposta por Galeano estava principalmente relacionada à vida saudável.

Em um contexto mais moderno, com início no período do Renascimento e do Iluminismo, as ideias de Galeano ainda influenciaram sobremaneira fisiologistas e profissionais higienistas da época, que fizeram, igualmente, importantes descobertas, como a fluidez do sangue na circulação pulmonar e a circulação sanguínea entre cavidades ventriculares. Nesse período, a dissecação de cadáveres, previamente proibida pela Inquisição, permitiu inúmeras descobertas no campo da medicina e, por consequência, em seus campos correlatos (anatomia e fisiologia). Estudiosos como Leonardo da Vinci (1452-1519), Albrecht Dürer (1471-1528), Michelangelo (1475-1564), entre outros famosos nomes da história, acumularam um sólido saber nas áreas biológicas e físicas, criando, assim, uma base de conhecimento para explicações fisiológicas acerca das respostas do corpo durante o repouso ou a execução de exercício físico.

No século XIX, com a expansão da área da medicina, começaram as descobertas acerca do metabolismo de carboidratos, gorduras (lipídeos) e proteínas e de sua composição química, que, mais tarde, daria lugar ao conhecimento específico relacionado ao equilíbrio energético. Joseph Louis Proust (1754-1826) cunhou uma teoria conhecida até hoje: a Lei das Proporções Definidas, a qual possibilitou o cálculo do metabolismo energético medido pelo consumo de oxigênio (O_2). Já William Beaumont (1785-1853) iniciou os estudos relacionados à fadiga durante o exercício, a partir da produção de dióxido de carbono, cuja observação o levou a admitir a existência de um platô, atingido durante a atividade física moderada, juntamente à concentração de dióxido de carbono exalada, com queda significativa durante a realização de exercícios físicos (Forjaz; Tricoli, 2011). Um importante nome contemporâneo do período e que não poderia deixar de ser citado é o do fisiologista Claude Bernard (1813-1878), cientista que elucidou o funcionamento do fígado e do pâncreas; seus trabalhos influenciaram a criação de uma área de estudo conhecida hoje como *bioquímica*.

Ainda, Edward Hitchcock (1793-1864) e seu filho Edward Hitchcock Junior (1828-1911) foram pioneiros no movimento da ciência do exercício, com importantes contribuições sobre a estrutura e a função dos músculos. Entre os anos 1861 e 1888, Hitchcock

Jr., com a criação de um manual antropométrico, padronizou as medições antropométricas. Por meio da avaliação padronizada, o estudioso demonstrou, com dados factíveis, que os exercícios físicos poderiam trazer resultados relacionados ao desenvolvimento muscular. Em 1896, Hitchcock publicou seus primeiros resultados empregando, como controle de treinamento, medidas antropométricas.

O que é?

Medidas antropométricas são medidas corporais tais como massa corporal (kg), estatura (m/cm), circunferências (ex.: abdômen, braço, coxa, quadril, cintura etc.) e diâmetros (ex.: largura do joelho, largura do tornozelo etc.), comumente realizadas em avaliações físicas. As medidas antropométricas podem indicar risco de doenças, como diabetes mellitus, doenças cardiovasculares, entre outras relacionadas ao estado nutricional, como obesidade e desnutrição, podendo ainda funcionar como um indicador de evolução em um programa de treinamento.

As medidas antropométricas foram utilizadas para além do âmbito universitário e/ou científico: as forças armadas estadunidense, por exemplo, utilizaram-nas em soldados que seriam enviados para a Guerra Civil Americana em 1860, a fim de preparar uniformes adequados e conhecer dados de força muscular para estudos subsequentes. Tais princípios de mensuração antropométrica e força muscular são empregados até hoje em laboratórios de fisiologia.

O ano de 1891 foi marcado como o ano de criação do primeiro laboratório de fisiologia do exercício na universidade de Harvard, na qual os alunos de Educação Física frequentavam cursos gerais na escola de medicina, sendo o mais comentado o curso de Fisiologia do Exercício, ministrado pelo professor e médico Wells Fitz (1860-1934). No entanto, como pré-requisito para o curso de Fisiologia do Exercício, os alunos deveriam ter concluído o módulo de Fisiologia Geral. Entre os anos 1891 e 1899, um grande legado acerca da fisiologia do exercício foi construído no laboratório de Harvard.

Outro importante marco para a fisiologia do exercício ocorreu nos anos 1898 e 1921, quando artigos relacionados ao exercício físico foram publicados em renomadas revistas científicas de fisiologia, como *American Journal of Physiology* e *Physiological Reviews*. No ano seguinte, em 1922, outros fisiologistas do exercício ganhariam destaque, com indicação de alguns trabalhos ao prêmio Nobel. Os cientistas Archibald Vivian Hill (1886-1977) e Otto Fritz Meyerhof (1884-1951) receberam o prêmio Nobel por seus estudos relacionados às concentrações musculares de calor durante a contração e relaxamento e a relação entre consumo de oxigênio e concentração de lactato muscular, respectivamente. Schack August Steenberg Krogh (1874-1949), outro cientista europeu e influenciador da fisiologia do exercício (também prêmio Nobel), desenvolveu um trabalho relacionado à circulação capilar, resultando, mais tarde, em importantes avanços relativos ao metabolismo de gorduras e carboidratos durante a prática de exercícios. Outros nomes como John Burdon Sanderson Haldane (1892-1964) e Niels Bohr (1885-1962) fizeram importantes descobertas relacionadas ao consumo de O_2 e lactato durante o processo respiratório no exercício e à fixação de O_2 nas hemoglobinas (Forjaz; Tricoli, 2011).

No século XX, um importante laboratório, o *Harvard Fatigue Laboratory*, coordenado por Lawrence Henderson (1878-1942), contemporâneo a Hill, Meyerhof e Krogh, desenvolveu pesquisas nas mais distintas áreas de fisiologia, entre elas: especificidade de prescrição do exercício (respostas adaptativas em populações patológicas), adaptações centrais e periféricas, descoberta de limiares celulares, plasticidade das fibras musculares, mecanismos de transdução de sinais, entre outros tópicos que adensaram a teoria da área de fisiologia do exercício (Forjaz; Tricoli, 2011).

A década de 1990 foi marcada, principalmente, pela influência dinamarquesa, com debates sobre o processo de oxidação de carboidratos e lipídeos e dinâmica cardiorrespiratória durante a prática de exercício físico. "Os três mosqueteiros", como eram chamados os pesquisadores Erling Asmussen, Erik Hohwü-Christensen e Marius Nielsen, foram responsáveis pela publicação de vários trabalhos na área de fisiologia do exercício entre os anos 1930 a 1970, tendo versado sobre diversos tópicos, entre eles: força muscular, respostas cardiovasculares e ventilatórios, mudanças nas respostas oxidativas, respostas hormonais e temperatura corporal durante diferentes intensidades de exercício físico. E é nesse contexto que emerge uma definição de *fisiologia do exercício*:

> *A Fisiologia do Exercício Muscular pode ser considerada uma ciência puramente descritiva: mede o quanto o organismo humano consegue adaptar-se aos estresses e às tensões do meio ambiente e, dessa forma, proporciona conhecimento útil para atletas, treinadores, engenheiros industriais, profissionais de saúde e profissionais da reabilitação acerca da capacidade de trabalho dos seres humanos e de suas limitações. [...] Seu importante papel na Fisiologia reside no fato de que o exercício muscular, mais que a maioria das outras condições, sobrecarrega ao máximo essas funções. Respiração, circulação e regulação térmica são pouco solicitadas no estado de repouso. Observando-as através dos estágios induzidos pelo aumento nas intensidades do trabalho, consegue-se também compreender muito melhor da condição de repouso.* (Mcardle; Katch; Katch, 2016, p. 74)

A fisiologia do exercício, até alcançar sua definição atual, percorreu um longo caminho de acúmulo de conhecimento, cuja base foi desenvolvida pela fisiologia, sua ciência-mãe. A partir da influência de inúmeros cientistas, foram sendo desenvolvidas teorias que podiam explicar os fenômenos ligados às modificações e às adaptações experimentadas pelos diversos sistemas corporais, durante e após a prática de exercícios físicos. Assim, o que se sabe atualmente, essa área advém, na verdade, de uma extensa linha cronológica que se inicia na Antiguidade e prossegue até hoje. Tais conhecimentos são constantemente aprimorados e reavaliados, o que influencia, sobretudo, o desempenho esportivo e a saúde relacionada à prática de exercícios físicos.

1.2 Princípios da fisiologia do exercício

Para aplicar a fisiologia do exercício em diversos contextos de treinamento, é fundamental conhecer os princípios biológicos básicos relacionados à fisiologia, uma vez que influenciam sobremaneira as respostas do próprio exercício físico. Por isso, ao propor um programa de exercícios, independentemente da população-alvo ou dos objetivos, é necessário empregar alguns princípios básicos, quais sejam: princípio da sobrecarga, princípio da sobrecarga progressiva, princípio da adaptação, princípio da especificidade, princípio da variabilidade, princípio da reversibilidade e princípio da individualidade biológica.

Nas seções a seguir, trataremos de cada princípio pormenorizadamente.

1.2.1 Princípio da sobrecarga

De acordo com o princípio da sobrecarga, para que o treinamento surta efeito, é preciso que os sistemas e/ou tecidos recebam estímulos além do nível habitual. Como consequência dos estímulos ofertados aos sistemas e tecidos, ocorrem respostas ao treinamento consolidadas na forma de adaptações específicas graduais. Um programa de treinamento é pensado justamente para promover esse sistema de sobrecarga e adaptação, a fim de que haja melhorias funcionais relacionadas ao exercício.

A sobrecarga pode ser controlada a partir das variáveis como intensidade, duração e frequência e deve ser aplicada sobre qualquer população (atletas, pessoas com condições patológicas, idosos etc.).

Exemplificando

Imagine dois atletas de levantamento de peso olímpico. O atleta A realiza três sessões de treinamento semanais, que inclui o movimento específico de levantamento de peso (100 kg) com séries de três repetições. O atleta B também realiza três sessões de treinamento semanais, incluindo o movimento específico; no entanto, suas sessões são planejadas visando diferentes estímulos a serem aplicados, para isso variam o peso, o número de repetições e a velocidade de realização dos movimentos. Nesse caso, seguindo os preceitos do princípio da sobrecarga, é esperado que o atleta B apresente adaptações específicas mais expressivas ao treinamento que o atleta A, que sempre realiza suas sessões com mesma intensidade e mesmo volume.

1.2.2 Princípio da sobrecarga progressiva

O princípio da sobrecarga progressiva está intimamente relacionado ao princípio da sobrecarga, mas considera a relação dose-resposta do exercício. Nesse sentido, a sobrecarga refere-se ao aumento do trabalho realizado, que, como vimos, deve ser sempre acima do trabalho realizado diariamente, caso se queira promover adaptações. Essa sobrecarga, no entanto, deve ser aplicada de modo progressivo, o que quer dizer que o aumento do trabalho deve ocorrer gradualmente e considerar as adaptações contínuas realizadas pelo corpo durante e/ou após o exercício.

O princípio da sobrecarga progressiva segue o princípio FITT (frequência, intensidade, tempo de duração do exercício e tipo de exercício). Quanto à **frequência**, considera-se quantas vezes em um período determinado uma atividade é realizada. A **intensidade** corresponde ao esforço realizado durante o exercício (relatada pelo praticante a partir de escalas subjetivas de esforço) ou à quantidade de trabalho realizada, que pode ser medida a partir de variáveis como $VO_{2máx}$, potência, gasto calórico etc. O **tempo de duração do exercício** é relativo ao tempo gasto em determinada atividade, podendo ser considerado o tempo acumulado (tempo total de treinamento) ou o tempo de uma atividade específica. A intensidade e a duração do treinamento são sempre inter-relacionadas, isto é, podem ser promovidas adaptações efetivas com longa duração e baixa intensidade de treino, assim como em sessões de curta duração com intensidade de treino elevada.

Perguntas & respostas

1. **No que diz respeito ao tempo de atividade para que um indivíduo adulto seja considerado ativo, qual é a recomendação geral da American College of Sports Medicine (Associação Americana de Medicina dos Esportes)?**

   Recomenda-se a prática de pelo menos 150 minutos de intensidade moderada por semana (ACSM, 2017).

Por fim, quanto ao **tipo de exercício** é preciso adaptar o treinamento às especificidades da atividade realizada. Por exemplo, uma atividade com pesos tem pouco efeito sobre a melhora do consumo de máximo de oxigênio, ao passo que uma atividade aeróbica pode promover adaptações significativas sobre essa variável.

1.2.3 Princípio da adaptação

O princípio da adaptação está fortemente ligado aos dois princípios anteriores, pois, quando falamos em resposta ao estímulo de treino, estamos nos referindo às adaptações causadas no organismo em virtude dos estímulos recebidos. Esse princípio segue a lógica esquematizada a seguir:

Figura 1.1 – Processo de adaptação do treinamento

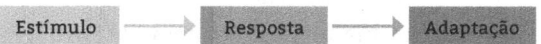

A realização de atividade física, com base nos princípios de sobrecarga e sobrecarga progressiva, gera estímulos específicos sobre o sistema muscular e/ou cardiovascular. A partir do estímulo gerado, o organismo fornece dada resposta, que pode ser expressa por variáveis mensuráveis ($VO_{2máx}$, trabalho realizado etc.) ou por meio da percepção subjetiva do esforço. Essa resposta induz a uma adaptação por parte do organismo, e o próximo estímulo fornecido deve ser superior à adaptação obtida, para que sejam ainda geradas novas adaptações e, com isso, ocorra a melhora nos padrões de desempenho.

No entanto, haja vista que as adaptações estão intimamente relacionadas aos estímulos realizados, é necessário que estes estejam alinhados ao nível do praticante, caso contrário, podem ocorrer efeitos prejudiciais ou a não adaptação ao estímulo. Assim, quando o estímulo é muito baixo, nenhuma nova adaptação é gerada; já quando o estímulo oferecido é superior à capacidade do praticante, corre-se o risco de provocar danos ao corpo (*overtraining*).

||| O que é?

Overtraining corresponde ao excesso de determinada atividade física, principalmente em casos em que não há uma relação proporcional entre o estímulo aplicado e o tempo de recuperação necessário. Pode causar inúmero efeitos deletérios físicos e psicológicos, como ocorrência de lesões, aumento do estresse psicológico e até desistência da prática da modalidade.

Logo, o princípio da adaptação pode explicar por que um atleta recreacional que inicia o treinamento de corrida nos períodos iniciais tem dificuldades para completar poucos metros ou um quilometro correndo. Contudo, após 12 semanas de treinamento, já apresenta uma melhor capacidade cardiovascular e muscular, conseguindo correr continuamente, o que indica que o corpo do atleta, ao sofrer estímulos repetidos, adaptou-se às demandas da atividade.

1.2.4 Princípio da especificidade

Iniciemos com o seguinte exemplo: um atleta de corrida pretende melhorar seu tempo em uma prova de fundo de 5 km. Para tanto, seu treinador prescreve diferentes metodologias de treinamento (intervalado intensivo e extensivo, *fartlek* etc.), que envolvem atividades de corrida, em intensidades diversas, a fim de promover estímulos adaptativos para gerar um efeito positivo: reduzir o tempo na prova-alvo do atleta. A adoção de um programa de treinamento que considere a atividade principal segue o princípio da especificidade do treinamento.

De acordo com esse princípio, o treinamento físico deve ser orientado a promover o estímulo da musculatura recrutada durante a atividade. Para tanto, são considerados fatores como tipo de contração (excêntrica, concêntrica ou isométricas) e de fibras envolvidas na atividade e mecanismo de energia (aeróbio ou anaeróbio).

Por ponderar diversos fatores ligados ao treinamento, o princípio da especificidade considera, ainda, as adaptações musculares que ocorrem em virtude do estímulo promovido durante a sessão de treinamento, além das adaptações metabólicas advindas do treinamento. Para que essas adaptações ocorram de maneira efetiva, além da necessidade de recrutamento da musculatura específica à atividade, os estímulos fornecidos pelo exercício devem pautar a intensidade, a duração e a frequência, visto que uma sobrecarga de curta duração de força durante o programa de treinamento induzirá a modificações apenas de força.

Ademais, esse princípio ultrapassa o liame do treinamento aeróbico em geral, pois, ainda que promova a sobrecarga cardiovascular, não promove o recrutamento da musculatura específica para atividades como ciclismo, corrida ou natação. Com isso, podemos dizer que um exercício específico tem como objetivo promover melhoras no desempenho a partir da geração de adaptações também específicas à modalidade.

1.2.5 Princípio da variabilidade

O princípio da variabilidade parece opor-se ao princípio da especificidade, pois se considera que quanto maior for a quantidade de estímulos recebidos (haja vista as necessidades de segurança e eficiência), maiores serão as adaptações do organismo. Essa adaptação é resultado da não existência de um platô, ou seja, da impossibilidade de ter ganhos adaptativos a partir de um mesmo estímulo.

Nesse sentido, não seria estranho um atleta de natação incluir, em sua rotina de treinamento, sessões de treinamento de força para membros superiores e inferiores. O treinamento de força, nesse caso, pode resultar em melhor economia de energia, haja vista um melhor padrão neuromuscular de força para realização dos movimentos característicos da natação no ambiente aquático.

Exemplificando

Imaginemos um ultramaratonista que precisa atingir uma grande quilometragem acumulada semanalmente. No entanto, se fosse necessário que o atleta realizasse treinos com um volume muito alto, ele poderia estar exposto a um risco aumentado de lesões osteomusculares por sofrer sobrecarga excessiva. No entanto, combinando outra modalidade, como treinos de bicicleta, o atleta pode adaptar-se ao consumo de oxigênio diminuindo o risco de exposição a lesões.

1.2.6 Princípio da reversibilidade

O princípio da reversibilidade está relacionado à perda das adaptações metabólicas após a descontinuidade dos estímulos do treinamento, esse fator também é conhecido como *destreino*. Assim, mesmo em atletas treinados, a descontinuidade do treinamento de uma ou duas semanas pode provocar uma série de reduções das capacidades fisiológicas, acarretando redução do desempenho na prática esportiva. Em períodos mais longos de destreino, as perdas relacionadas aos aspectos fisiológicos e musculares podem ser ainda mais expressivas.

É por isso que atletas de alto rendimento de um time de futebol, por exemplo, após o encerramento de um campeonato, entram em período de férias, durante o qual não são executados estímulos equivalentes àqueles realizados em períodos de treinamento; por consequência, os atletas, mesmo que muito bem treinados, acabam sofrendo declínio de algumas capacidades; e quando retomam suas rotinas de treinamento, é comum que os preparadores físicos realizem um treinamento de base, com o fito de readaptar os atletas aos estímulos do treinamento e retomar gradualmente aspectos fisiológicos.

1.2.7 Princípio da individualidade biológica

Você já parou para pensar por que algumas pessoas parecem ter mais facilidade para executar determinados esportes ou empregar habilidades motoras específicas? Essa diferença está atrelada ao princípio da individualidade biológica, cuja percepção reconhece que, em uma mesma espécie, nesse caso a espécie humana, há uma variabilidade muito grande do genótipo e fenótipo, que contribuem para a diferenciação entre as pessoas.

A diferenciação pode ser observada a olho nu, principalmente em características físicas, mas, no âmbito esportivo, são sobretudo características ligadas ao genótipo que influenciam as diferenças entre as pessoas, uma vez que o genótipo está relacionado a fatores como composição corporal, força máxima, percentual de disponibilidade de fibras do tipo I, IIa e IIb.

Para saber mais

As fibras musculares desempenham diferentes funções e são classificadas de acordo com sua composição. É comum, no meio esportivo, a associação entre fibras musculares e esportes, já que o desempenho esportivo pode estar relacionado com a disponibilidade de determinada fibra. Para saber mais sobre as fibras musculares, acesse:

MINAMOTO, V. B. Classificação e adaptações das fibras musculares: uma revisão. **Fisioterapia e Pesquisa**, v. 12, n. 3, p. 50-55, 2005. Disponível em: <https://www.revistas.usp.br/fpusp/article/view/76719/80541>. Acesso em: 30 jun. 2022.

Sendo assim, o princípio da individualidade biológica afirma que o desenvolvimento de programas individuais de treinamento é mais efetivo que o desenvolvimento de programas gerais, pois considera as especificidades e características de cada indivíduo. Para isso, cabe ao treinador desenvolver um programa de treinamento específico, cujas características respeitem tanto do genótipo quanto do fenótipo do atleta, considerando, ainda, as características do ambiente em que o praticante está inserido.

Exercício resolvido

1. Um programa de treinamento físico é pensado para atingir determinado objetivo do praticante, que pode ser, por exemplo, a melhora de variáveis relacionadas à saúde, como controle do colesterol, controle da pressão arterial sanguínea, entre outros, ou a promoção da *performance* esportiva. Para que os objetivos sejam atingidos, é necessário que o programa de treinamento seja pensado à luz dos princípios da fisiologia do exercício. A esse respeito, analise as afirmativas a seguir.

   I. Segundo o princípio da sobrecarga, para que ocorram adaptações efetivas ao treinamento, é necessário que as cargas de treino sejam maiores que o nível habitual. O controle da sobrecarga ocorre por meio da frequência e da duração, apenas.

   II. A sobrecarga progressiva segue o princípio FITT (frequência, intensidade, tempo de duração e tipo do exercício), a fim de que as cargas sejam aumentadas de maneira progressiva, considerando a relação dose e resposta do exercício físico.

   III. O princípio da adaptação está relacionado aos estímulos recebidos durante o treinamento. Cada sessão de treinamento produz estímulos específicos que, uma vez reconhecidos pelos sistemas corporais, geram respostas ao estresse provocado, resultando, por consequência, em adaptação.

   IV. Cada modalidade esportiva proporciona diferentes exigências aos sistemas corporais, por isso, seria pouco efetivo para um atleta fundista de corrida, em termos de *performance*, incluir treinos de natação ou bicicleta em sua rotina de treinamento, isso é o que diz o princípio da variabilidade.

v. Durante a periodização do treinamento, o treinador deve considerar a individualidade de cada atleta, isso porque cada pessoa apresenta diferenças relacionadas ao seu fenótipo e genótipo, o que pode influenciar suas habilidades e capacidades esportivas. Esse conceito corresponde ao princípio da individualidade biológica.

Estão corretas as afirmativas:

a) I, II e III.
b) II, IV e V.
c) I, II e V.
d) II, III e IV.
e) Apenas I.

Gabarito: b.

Feedback do exercício: Para que um treinamento seja efetivo e sejam minimizados os riscos de lesão por sobrecarga são considerados os princípios da fisiologia do exercício. Tais princípios estão relacionados ao reconhecimento de que cada pessoa é diferente uma da outra (princípio da individualidade biológica). Para que existam ganhos no treinamento, é preciso que o corpo se adapte aos estímulos recebidos (princípio da adaptação). Esses estímulos estão atrelados à carga de treinamento (princípio da sobrecarga), considerando-se a intensidade, a frequência e a duração do exercício, devendo essas cargas ser obtidas progressivamente (princípio da sobrecarga progressiva). Ainda, para que as adaptações ocorram, os estímulos fornecidos devem estar de acordo com os estímulos provocados pela modalidade (princípio da especificidade).

1.3 Inter-relação entre os princípios fisiológicos

Existe uma relação íntima entre os princípios fisiológicos, que são pequenas engrenagens cujo objetivo é promover um melhor desempenho em diferentes práticas de exercício físico. Com a aplicação desses princípios, é possível desenvolver programas de treinamento considerando os contextos microciclo, mesociclo e macrociclo, bem como as possibilidades de cada atleta e suas necessidades para atingir determinado objetivo esportivo.

Durante o treinamento, diferentes estímulos são aplicados com o objetivo de obter respostas e adaptações. Quando pensamos no exercício físico, tais estímulos podem ser modulados pelo volume, pela intensidade e pela frequência em que são aplicados, considerando sempre que as respostas obtidas são proporcionais aos estímulos recebidos. Nesse sentido podem ocorrer diferentes respostas a determinado estímulo: agudas e crônicas (Ehrman et al., 2018), conforme ilustra o esquema a seguir.

Figura 1.2 – Esquema de respostas agudas e crônicas no treinamento

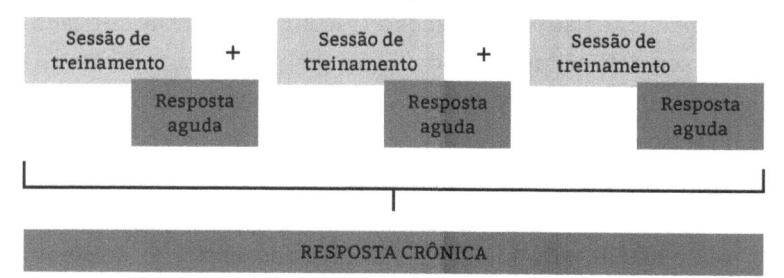

Sessão de treinamento	+	Sessão de treinamento	+	Sessão de treinamento
Resposta aguda		Resposta aguda		Resposta aguda

RESPOSTA CRÔNICA

As **respostas agudas** são de curto prazo e estão geralmente relacionadas a uma sessão de treinamento; são respostas objetivas que não tendem a ter grande evolução, haja vista sua natureza. Ainda, as respostas agudas ao treinamento podem ser influenciadas por diversos fatores ambientais (ex.: luminosidade, temperatura, umidade), padrões de sono (número de horas dormidas, tempo de permanência nas fases do sono) e período do ciclo menstrual, no caso de mulheres (Unesco, 2013).

As **respostas crônicas** ocorrem como resultado de uma sequência de respostas agudas causadas ao longo do treinamento, são, então, respostas de longo prazo, que precisam necessariamente da repetição de estímulos. Diferentemente das respostas agudas, as respostas crônicas tendem a demonstrar uma evolução ao longo do tempo (Unesco, 2013).

1.4 Variáveis fisiológicas mensuráveis

Algumas variáveis fisiológicas podem ser medidas por meio de protocolos preestabelecidos e padronizados; essa mensuração pode auxiliar na prescrição e no controle de programas de treinamento. A seguir, apresentaremos algumas variáveis fisiológicas que podem servir como fatores de controle do treinamento.

1.4.1 Frequência cardíaca

A frequência cardíaca, também conhecida como *ritmo cardíaco*, corresponde ao número de batimentos em um minuto; a esse ritmo dá-se o nome de *batimentos por minuto* (bpm). Para que o corpo seja capaz de atender às demandas de um exercício físico, por exemplo, é necessário que haja um aumento no trabalho realizado pelo coração; assim, ao iniciar uma atividade física, é comum que a frequência cardíaca se eleve rapidamente; esse aumento no trabalho realizado pelo coração é mensurado quando comparadas as frequências cardíacas em repouso e após o exercício (Unesco, 2013).

A **frequência cardíaca de repouso** é obtida a partir de uma condição estável, isto é, não são aplicados fatores estressores ao indivíduo, como uma sessão de treinamento. Assim, o avaliado tem de permanecer um período prévio em repouso para que, na sequência, seja mensurado o bpm. Essa frequência cardíaca pode variar de acordo com a idade, o nível de condicionamento físico, o sexo e as condições ambientais.

No entanto, com o aumento da demanda imposta pelo exercício, a frequência cardíaca atingirá um platô, isto é, ocorre a estabilização da frequência cardíaca indicada pela frequência cardíaca máxima. A **frequência cardíaca máxima** ocorre quando, durante um esforço máximo, é atingido um valor máximo, o qual é diretamente influenciado pela idade (Unesco, 2013). Essa frequência cardíaca pode ser obtida a partir da seguinte equação:

$$FC_{máxima} = 220 - idade$$

Considerando-se essa fórmula, é factível que uma pessoa com 20 anos tenha frequência cardíaca máxima de 200 bpm e que uma pessoa de 60 anos apresente frequência cardíaca máxima de 160 bpm. Ainda que outros fatores, como nível de condicionamento físico, possam influenciar a frequência cardíaca máxima, a fórmula ora descrita é aceita pela literatura, podendo ser utilizada como parâmetro para prescrição de treinamento, quando há a impossibilidade de realização de um teste de esforço máximo. Nesse sentido, muito treinadores empregam a fórmula de frequência cardíaca máxima para determinar percentuais de treinamento, indicando, a partir desse valor, zonas-alvo de treino (Unesco, 2013).

Ainda, a frequência cardíaca pode fornecer outra fonte de informação para o controle ou a prescrição do treinamento, que é a frequência cardíaca de reserva (Unesco, 2013). A **frequência cardíaca de reserva** (FCR) é mensurada por meio da fórmula a seguir:

$$FCR = FC_{máx.} - FC_{repouso}$$

Nesse caso, uma pessoa com $FC_{máx}$ de 180 bpm e $FC_{repouso}$ de 50 bpm teria uma FCR de 130 bpm. Em indivíduos bem treinados, é comum observar uma FCR mais baixa, o que indica que o coração precisa realizar menos trabalho para responder às demandas de determinado exercício físico.

1.4.2 Aspectos respiratórios

Diversos aspectos respiratórios estão relacionados à fisiologia do exercício, isso porque o controle respiratório representa um importante fator para determinar a intensidade de treinamento e oxidação dos substratos energéticos. O consumo de oxigênio (VO_2) durante o exercício pode variar dependendo de fatores endógenos (ex.: idade, sexo, presença de patologias) e de fatores exógenos (ex.: umidade do ar, tempo de treinamento, temperatura do ambiente). O $VO_{2máx}$, isto é, o maior nível de consumo de O_2, expressado em litros por minuto (L/min) ou em mililitros por quilo por minuto (ml/Kg/min.), registrados durante um teste ou exercício máximo ou submáximo, considerando-se a estabilidade desse valor independentemente do aumento da carga de trabalho, é uma variável fortemente relacionada à capacidade funcional cardiorrespiratória e responde ao metabolismo aeróbio. Um valor muito alto de VO_2 observado durante um esforço não corresponde necessariamente ao VO_2 máximo, pois é preciso alcançar a estabilidade; a esse valor instável dá-se o nome de *VO_{2pico}* (Ehrman et al., 2018).

Alguns fatores podem influenciar os valores de $VO_{2máx}$, como:

- **Idade**: entre 13 e 17 anos; meninos e meninas tendem a aumentar o $VO_{2máx}$. Dos 18 aos 20 anos, é observado o "pico" de $VO_{2máx}$; após essa idade, observa-se, gradualmente, a redução desses valores. Por isso, os idosos tendem a apresentar valores inferiores de $VO_{2máx}$ em relação aos adultos.

- **Sexo**: homens apresentam valores de $VO_{2máx}$ superiores quando comparados a mulheres, entre 13 e 16 anos, e essa diferença pode chegar a 37%.
- **Massa corporal**: uma das formas de expressão do $VO_{2máx}$ é em mililitros por quilograma corporal por minuto (ml/Kg/min.); há, assim, uma correlação positiva entre massa corporal e $VO_{2máx}$, e quanto maior a massa corporal, melhor a capacidade de consumo máximo de oxigênio.
- **Genética**: a genética é um fator capaz de influenciar a capacidade de consumo máximo de oxigênio; algumas pessoas respondem de modo mais eficiente, e outras pessoas respondem de modo menos eficiente ao mesmo programa de treinamento.
- **Nível de condicionamento**: quanto menor o nível de condicionamento físico, menor o $VO_{2máx}$; como essa variável é modificável, a resposta ao treinamento físico também resulta em melhora nos níveis de $VO_{2máx}$.
- **Especificidade do treinamento**: no princípio da especificidade, o exercício realizado promove adaptações específicas às suas demandas. Nesse sentido, as adaptações fisiológicas do $VO_{2máx}$ ao exercício são determinadas de acordo com a especificidade dele.

Exercício resolvido

2. O $VO_{2máx}$ é definido como a máxima quantidade de transportar, absorver e utilizar O_2. Seu consumo pode ser expresso em litro por minuto ou ainda em mililitros por quilograma de peso corporal por minuto. Alguns fatores podem influenciar a capacidade de máxima de consumo de oxigênio. Com relação a esses fatores, assinale a alternativa **incorreta**:

   a) A especificidade do treinamento é um dos fatores capazes de influenciar o $VO_{2máx}$. Indivíduos que realizam treinamentos

aeróbicos tendem a ter adaptações melhores que em atividades anaeróbicas, haja vista as demandas de cada exercício.
b) A idade está relacionada ao consumo máximo de oxigênio; uma relação positiva é observada entre $VO_{2máx}$ e idade, por isso, quanto mais velho o indivíduo, melhor sua capacidade máxima de consumo de oxigênio em razão do acúmulo de adaptações fisiológicas realizadas durante a vida.
c) Mulheres tendem a apresentar um menor consumo de oxigênio quando comparadas aos homens. Um dos fatores relacionados a essa diferença é a composição corporal.
d) Com base nas características genéticas, é possível verificar diferenças entre praticantes de uma mesma modalidade, isso porque a tendência hereditária (genética) é um dos fatores determinantes do consumo máximo de oxigênio.

Gabarito: b.
Feedback **do exercício:** O consumo máximo de oxigênio é uma importante variável para verificar a capacidade física geral de um indivíduo; fatores como idade, sexo, especificidade do treinamento, genética, entre outros, podem influenciar essa capacidade. Com relação à idade, observa-se uma redução do $VO_{2máx}$, haja vista a redução da função cardiorrespiratória, relatada como um efeito deletério do envelhecimento.

No que se refere ao consumo de oxigênio, o conceito de **equivalente respiratório** é relativo a quanto ar (medido em litro (L) ou em cm^3) precisa ser ventilado para que haja o consumo do mesmo equivalente de O_2. Essa relação é utilizada principalmente quando se trata de economia ventilatória durante o exercício físico. Assim como a frequência cardíaca, os padrões respiratórios tendem a se alterar em função do estresse provocado pela atividade. O quociente respiratório reflete a relação entre a produção de dióxido de carbono (CO_2) e consumo de oxigênio (VO_2), a partir da qual é estabelecido um coeficiente conhecido como *razão de troca respiratória*, representado pela letra R. Durante a realização de exercícios, carboidratos, proteínas e lipídeos tendem a ser utilizados como substratos energéticos. A oxidação (isto é, a quebra desses substratos) acarreta o aumento da produção de CO_2, sendo possível, por meio desse quociente, determinar quais substratos são oxidados durante a atividade (Ehrman et al., 2018).

1.4.3 Temperatura corporal

Em condições normais, o corpo humano mantém a temperatura corporal em torno de 37 °C; durante a prática de exercícios físicos, o calor corporal é um subproduto do metabolismo corporal. O controle da temperatura corporal ocorre por meio de mecanismos cardiovasculares e neurais, sendo o hipotálamo o principal regulador da temperatura corporal. A partir de termorreceptores localizados na pele, o hipotálamo recebe informações condizentes à temperatura do ambiente, enquanto os termorreceptores do próprio hipotálamo verificam a temperatura interior. Com base na avaliação das temperaturas interna e externa, o hipotálamo dispara uma resposta regulatória: dissipação ou geração de calor. Esse processo regulatório ocorre por meio da dissipação arteriovenosa do sangue; a forma mais comum de dissipação de calor acontece pelo aumento da sudorese e pela vasodilatação.

Em alguns casos, indivíduos com patologias como diabetes ou hipertensão arterial podem apresentar mecanismos termorreguladores prejudicados, haja vista a ligação do sistema circulatório sanguíneo com os ajustes realizadas pelo corpo para termorregulação (Damatto; Cezar; Santos, 2019).

1.4.4 Homeostase

A homeostase está ligada à manutenção interna constante de uma variável fisiológica, geralmente em estado de repouso. Relacionado a esse conceito, há outro: o **estado estável**, que, por mais que pareça muito próximo à definição de *homeostasia*, diferencia-se pelo fato de não tratar apenas do estado de repouso, uma vez que se refere, na verdade, a uma variável fisiológica imutável. O consumo de oxigênio pode explicitar tais conceitos: Quando iniciamos um exercício, o consumo de oxigênio aumenta acima dos níveis de repouso, modificando, assim, a homeostasia dessa variável, até que, em determinado momento, esse consumo atinge um platô, ao qual está relacionado o conceito de estado estável, isto é, não há aumento a partir daquele nível (Ehrman et al., 2018).

Cabe ressaltar que o termo *homeostasia* é comumente utilizado para descrever condições de repouso, e o termo *estado estável* está relacionado principalmente à fisiologia do exercício, pois corresponde aos efeitos das variáveis fisiológicas após a aplicação de um estímulo até que se atinja um platô. No entanto, ainda que a homeostasia esteja atrelada a um estado de equilíbrio, a maioria das variáveis fisiológicas sofre pequenas variações para que sejam feitos pequenos ajustes nos sistemas corporais. Por isso a homeostase representa uma constância dinâmica (Ehrman et al., 2018).

1.5 Sistemas de controle do corpo

As variáveis fisiológicas, em geral, necessitam de manutenção constante de seus valores para um bom funcionamento do organismo, e para que isso seja possível, o corpo humano tem uma grande diversidade de sistemas de controle. Chamamos o conjunto dos sistemas que se unem para fazer a homeostasia corporal de *sistemas de controle biológico*. Esse sistema é composto por uma série de componentes interconectados controlados por três grandes componentes, quais sejam: (1) receptores (sensores), (2) centro de controle e (3) órgãos efetores, os quais funcionam como um sistema de cascata.

Os **órgãos receptores** recebem um estímulo do ambiente e, com isso, ativam os sensores responsáveis por enviar ao centro de controle mensagens de sinalização das modificações ambientais e necessidades captadas pelos receptores. A mensagem enviada chega ao **centro de controle** que dispara, na sequência, uma mensagem aos **órgãos efetores** para que estes atuem de maneira efetiva no controle das demandas percebidas. Então, quando os efeitos percebidos são minimizados pela ação dos órgãos efetores, ocorre a diminuição da sinalização percebida pelos órgãos receptores e é atingida, novamente, a homeostasia dos sistemas fisiológicos.

1.5.1 Metabolismo

Metabolismo é um termo amplamente empregado tanto na fisiologia quanto na fisiologia do exercício, pois está ligado ao conjunto de reações celulares que tem como objetivo obter energia a partir da degradação de componentes ricos em energia, de macromoléculas, da sintetização e da degradação de biomoléculas. O metabolismo pode gerar reações anabólicas ou catabólicas, que, embora opostas, buscam maximizar o uso da energia disponível.

|||| *O que é?*

Biomoléculas são moléculas orgânicas formadas por compostos químicos ligados a um átomo de carbono (C) e constituem todos os seres vivos. As biomoléculas agem em conjunto, organizadas em forma de sistema, por isso fornecem características específicas a esse sistema e, por consequência, aos seres vivos.

O **anabolismo** corresponde à síntese (construção) das biomoléculas, e ocorre, em geral, quando a célula dispõe de substrato suficiente para seu funcionamento. A partir desse processo, também ocorre a manutenção dos tecidos corporais.

Para saber mais

As reações metabólicas (anabolismo e catabolismo) estão diretamente relacionadas ao consumo dos substratos energéticos, que podem ser expressos por proteínas ou carboidratos, por exemplo. Sobre esse tema, leia o artigo indicado a seguir, no qual está explicitado que, após o exercício, o corpo humano tende a sofrer reações catabólicas por um período após a finalização da atividade. No entanto, quando há o consumo de proteínas ou carboidratos, essas reações podem ser revertidas em reações anabólicas.

KATER, D. P. Anabolismo pós-exercício: influência do consumo de carboidratos e proteínas. ***Colloquium Vitae***, v. 3, n. 2, p. 34-43, jul./dez. 2011. Disponível em: <http://journal.unoeste.br/index.php/cv/article/view/691/614>. Acesso em: 30 jun. 2022.

O **catabolismo**, por sua vez, é um processo natural e está relacionado à quebra das biomoléculas. A partir do catabolismo, as biomoléculas são quebradas, gerando ATP (moeda energética do organismo), ou seja, o catabolismo entra em curso quando o organismo necessita de energia, fornecendo substrato para realização de atividades diárias e exercícios físicos. Ainda, dois processos podem diferenciar as reações catabólicas: as reações catabólicas aeróbicas (presença de oxigênio) e as anaeróbicas (ausência de oxigênio).

1.5.2 Enzimas

As enzimas são proteínas que trabalham na regulação das vias metabólicas, permitindo que ocorram reações celulares a uma taxa ou velocidade adequada; as reações bioquímicas celulares são, em geral, reguladas por essas moléculas catalisadoras.

Nesse sentido, seria incorreto afirmar que as enzimas têm um papel percursor nas reações bioquímicas, uma vez que essas proteínas funcionam como reguladoras de tais processos; equilíbrio atingido por meio da redução da energia de ativação, ou seja, da energia necessária para que seja iniciada uma reação. Cada enzima tem sua conformação estrutural única, de maneira a se ligar ao substrato e a proporcionar uma reação específica. Assim, as enzimas são classificadas de acordo com sua funcionalidade, por exemplo: as quinases tem como função a fosforilação; as dresidogenases removem hidrogênio do substrato ao qual se ligam; e as oxidases atuam nas reações de oxidação.

O funcionamento das enzimas pode ser afetado por dois fatores principais: temperatura e pH do meio. Temperatura acima da ideal pode resultar em aumento da ativação da enzima. Durante o exercício físico, ocorre o aumento da temperatura corporal, o que gera uma maior excitação das enzimas, favorecendo as ações bioenergeticamente úteis. Com relação ao pH, as enzimas apresentam um pH ideal; no entanto, contrariamente ao que acontece com a temperatura corporal, em que atividade enzimática aumenta quando a temperatura sobe, quando o pH sofre alterações, a atividade enzimática tende a diminuir. Durante o exercício, essa ação mostra-se benéfica, pois a acidez extrema do organismo pode produzir efeitos deletérios durante a atividade física.

1.5.3 Fontes de informação sensorial

O corpo humano é repleto de "pequenos sensores" (proprioceptores) que transmitem ao sistema nervoso central (SNC), por meio de impulsos nervosos, informações relacionadas aos ambientes interno e externo. Os proprioceptores são classificados em *articulares* e *musculares*.

Os **proprioceptores articulares**, como sugere o nome, estão localizados nas articulações e ao seu redor e são responsáveis pela cinestesia (capacidade de reconhecimento das partes do corpo entre si e de suas taxas de movimento). São receptores articulares: terminações nervosas livres (mais abundantes e sensíveis à pressão e ao toque); receptores de Golgi (atuam similarmente às terminações nervosas livres, mas são encontrados em menor quantidade); corpúsculo de Pacini (localizados ao redor das articulações e responsáveis pelo reconhecimento da taxa de movimento articular).

Já os **proprioceptores musculares** estão localizados no sistema muscular esquelético e podem ser classificados em: *fusos musculares* (encontrados em grande quantidade na musculatura, fornecem *feedback* ao SNC em relação ao comprimento do fuso muscular); *quimiorreceptores* (responsáveis por enviar informações sobre o ambiente ao SNC a partir da percepção de mudanças no sistema muscular); e *órgão tendinosos de Golgi* (localizados no tendão, enviam ao SNC *feedback* do grau de tensão muscular, evitando que sejam realizadas forças excessivas durante as atividades).

1.6 Efeitos fisiológicos do exercício

Os benefícios do exercício físico para a saúde são comprovadamente indiscutíveis, sabe-se que a prática regular de exercícios pode prevenir e tratar diversas patologias. Por isso é fundamental compreender quais mecanismos estão envolvidos na relação causa-efeito da atividade no corpo humano, de modo a se prescrever um treinamento adequado, considerando-se, ainda, que cada sistema corporal responde ao estresse provocado pelo exercício físico de maneira distinta, o que pode ser mais bem elucidado pela fisiologia do exercício.

1.6.1 Sistema respiratório

Os exercícios aeróbicos são capazes de promover modificações expressivas no sistema respiratório. A eficiência ventilatória (relação entre a quantidade de ar consumida pela mesma quantidade consumida de O_2) é uma das variáveis capazes modificáveis pelo exercício aeróbico, sendo expressivamente mais bem desenvolvida em indivíduos condicionados. Observam-se, ainda, outros efeitos benéficos, como maiores volume e ventilação pulmonares, facilitados pela melhora do volume inspiratório, isto é, quantidade de ar inspirada que chega até os pulmões para que, então, sejam realizadas as trocar gasosas necessárias. Quanto à disponibilidade de ar inspirado, sabe-se também que há uma melhora na capacidade de difusão dos gases, expressa pela melhor difusão de O_2 no sangue, sendo o volume expiratório igualmente favorecido com o treinamento aeróbico.

As mitocôndrias, organelas responsáveis pelo processo de respiração celular, apresentam relação positiva com a prática de exercício aeróbico, tanto no tocante ao número quanto ao tamanho das organelas. O aumento do número de mitocôndrias e de seu volume resulta em melhor oxigenação celular e, por consequência, muscular. Ainda, processos de produção de energia podem ser favorecidos, uma vez que as células, respirando melhor, são mais eficientes nos processos de produção e/ou consumo energético.

Outra adaptação fisiológica observada no sistema respiratório como resposta ao exercício físico é a melhora no consumo máximo de oxigênio ($VO_{2máx}$); variável relacionada à resistência anaeróbica e aeróbica, e à capacidade do organismo de captar, transportar e consumir oxigênio.

Logo, um programa de exercício físico pode promover importantes efeitos fisiológicos no sistema respiratório, uma vez que as adaptações acabam acontecendo em cascata, acarretando, assim, melhoras à saúde e ao desempenho esportivo.

1.6.2 Sistema endócrino

O sistema endócrino é composto por glândulas (Figura 1.3) cuja função é secretar diversos hormônios que atuam como mensageiros químicos nos processos corporais, a fim de manter a homeostasia orgânica. Alguns hormônios importantes para a regulação orgânica são: insulina, glucagon, hormônio do crescimento (GH), hormônio tireoidianos (T3 e T4) e hormônio antidiurético (ADH).

Figura 1.3 – Glândulas do sistema endócrino

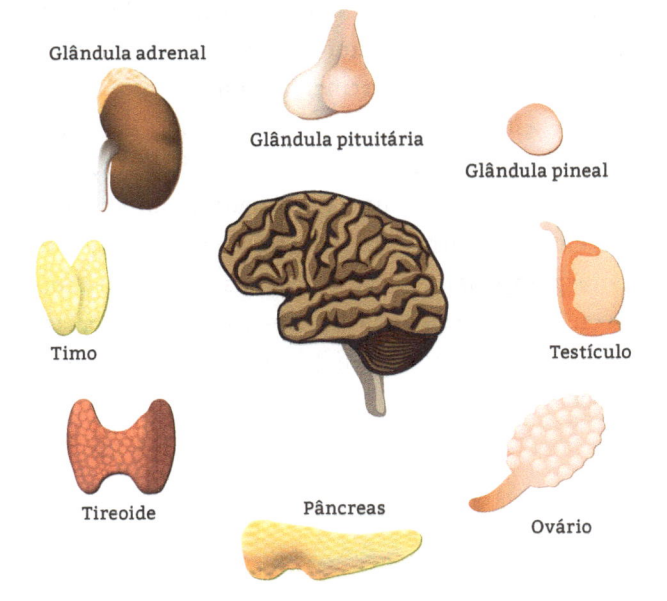

O exercício físico tem eficácia na hipertrofia do córtex adrenal e na adaptação das glândulas hipófise e tireoide. Essas adaptações melhoram os padrões de secreção hormonal. Os exercícios aeróbicos de longa duração são capazes de reduzir o hormônio T3 e aumentar o hormônio T4, favorecendo o aumento do metabolismo celular, o que influencia diversos processos corporais, e a secreção do cálcio (Ehrman et al., 2018).

A hipertrofia do córtex adrenal influi na manutenção dos níveis de açúcar no sangue, processo realizado pelos hormônios insulina e glucagon. A **insulina** tem como função principal a metabolização da glicose. O exercício físico diminui a insulina sanguínea e melhora a sensibilidade a esse hormônio à medida que melhora a capacidade de utilização e captação da glicose durante a atividade. O **glucagon** tem efeito contrário ao da insulina, uma vez que promove o aumento da glicose sanguínea. Assim, durante o exercício, o nível de glucagon sanguíneo sofre aumento, à medida que há maior necessidade energética a ser respondida, o que favorece o emprego de lipídeos como fonte energética no decorrer da atividade.

Outro hormônio que auxilia na captação de lipídeos como fonte energética durante o exercício é o **hormônio do crescimento** (GH), o qual funciona principalmente na mobilização dos ácidos graxos. Ainda que o aumento do GH ocorra durante o exercício físico, esse fenômeno também é observável após a finalização da atividade, ou seja, há uma maior biodisponibilidade de GH com o aumento do nível de treinamento. O hormônio testosterona (importante para a manutenção do sistema muscular) é apontado como precursor do hormônio GH. A testosterona é secretada em maior quantidade como resposta, principalmente, a exercícios anaeróbicos.

> ### ||| *Para saber mais*
>
> Leia o artigo indicado a seguir, que trata da atuação do hormônio do crescimento (GH) durante o exercício. A partir da revisão da literatura, os autores explicitam a relação entre esse hormônio e a prática de atividades físicas, mostrando que o hormônio GH é um importante fator para a mobilização de lipídeos como percursor energético durante a prática de exercícios.
>
> CRUZAT, V. F. Hormônio do crescimento e exercício físico: considerações atuais. **Revista Brasileira de Ciências Farmacêuticas**, v. 44, n. 4, p. 549-562, out./dez. 2008. Disponível em: <https://www.scielo.br/j/rbcf/a/sHkXqpGZtspzKGy9YwY3wDF/?format=pdf&lang=pt>. Acesso em: 30 jun. 2022.

O efeito positivo sobre a secreção dessas substâncias químicas (hormônios) são substanciais para o funcionamento e a homeostase dos demais sistemas corporais. Os exercícios aeróbicos e anaeróbicos comprovadamente melhoram os níveis secretados de hormônio, manifestando adaptações agudas e crônicas.

1.6.3 Sistema musculoesquelético

O sistema musculoesquelético confere estrutura e forma ao corpo humano, sendo composto de estruturas ósseas, músculos, tendões, articulações e tecidos conjuntivos (Figura 1.4). O aumento (volume) e a melhora da massa muscular são os efeitos mais conhecidos e facilmente observáveis relacionados ao exercício físico nesse sistema.

Figura 1.4 – Sistema musculoesquelético

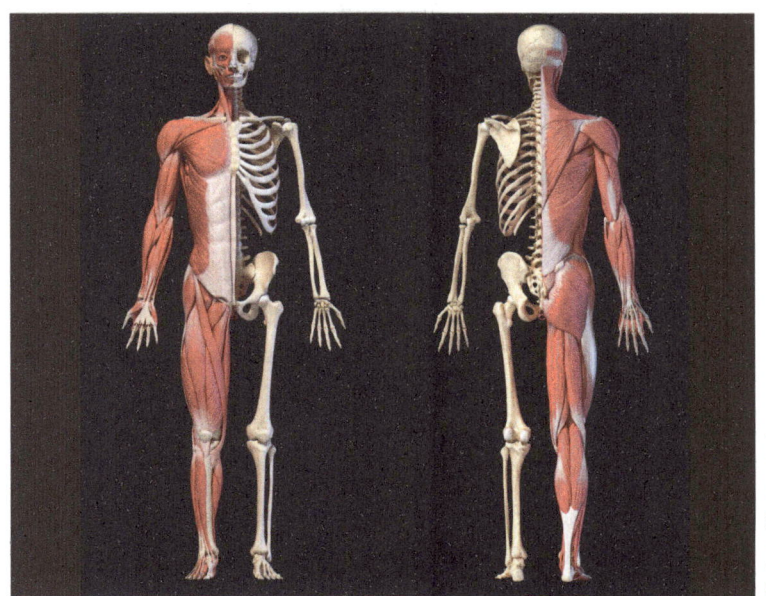

Matis75/Shutterstock

O aumento do volume de massa muscular em resposta ao treinamento anaeróbico decorre do processo fisiológico de hipertrofia, o qual é dividido em duas etapas subsequentes: hipertrofia sarcoplasmática e hipertrofia miofibrilar. A **hipertrofia sarcoplasmática** acontece no início de um programa de treinamento, quando, com a realização de exercícios, ocorre um aumento do sarcoplasma celular. O sarcoplasma é uma estrutura celular composta por um líquido rico em nutrientes; com o estímulo do exercício, nos períodos iniciais, há um "aumento" dessa bolsa de líquido que armazena cada vez mais nutrientes. Após essa adaptação inicial, o corpo atinge um ponto em que não é mais preciso estocar nutrientes em excesso dentro dessa bolsa; inicia-se, assim, o processo de **hipertrofia miofibrilar**, em que ocorre o aumento (volume) das miofibrilas (Figura 1.5) (fibras contráteis do sistema muscular que contém as proteínas actina e miosina), acarretando também em um aumento significativo de força muscular (Ehrman et al., 2018).

Figura 1.5 – Fibra muscular (miofibrila) e seus componentes de actina e miosina

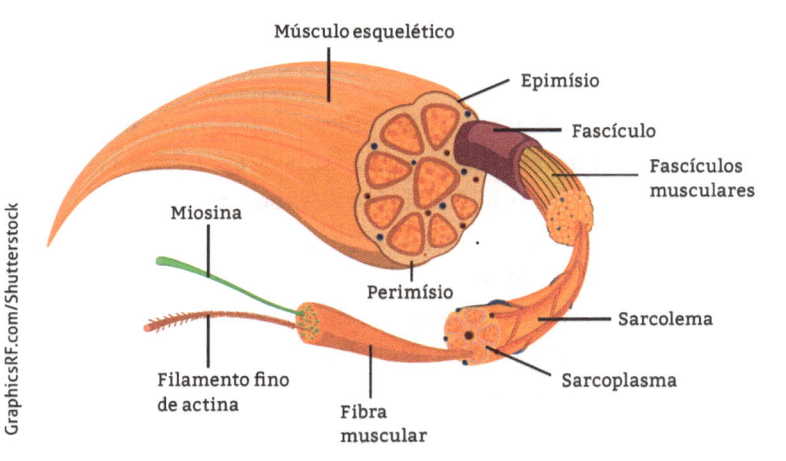

Labels: Músculo esquelético; Epimísio; Fascículo; Fascículos musculares; Miosina; Perimísio; Sarcolema; Filamento fino de actina; Fibra muscular; Sarcoplasma

GraphicsRF.com/Shutterstock

Além dos efeitos observados no sistema muscular, o sistema ósseo também é beneficiado pela prática de exercícios. Um efeito fisiológico importante é o aumento da densidade mineral óssea. A redução da densidade mineral óssea ocorre em razão da perda da matriz e de minerais ósseos em razão do processo de reabsorção (que gera deterioração). No entanto, o processo de remodelação atua de maneira contrária à reabsorção; observa-se, assim, uma relação positiva entre o nível de atividade física e a densidade mineral óssea, que decorre do estímulo realizado aos mecanismos osteogênicos durante a prática de atividades físicas (Cadore; Brentano; Kruel, 2005)

Exercício resolvido

3. Um programa de exercícios físicos adequado é capaz de promover adaptações fisiológicas benéficas em diversos sistemas corporais. Entre essas adaptações, estão: consumo máximo de oxigênio (variável preditora da capacidade física), melhora de secreção e controle de hormônios importantes (como a insulina e a testosterona), adaptações cardiovasculares e

circulatórias etc. Um sistema também beneficiado pela prática esportiva é o musculoesquelético. Sobre as adaptações fisiológicas desse sistema em especial, assinale a alternativa **incorreta**:

a) As adaptações ósseas estão relacionadas ao aumento da densidade mineral óssea. A prática de exercícios físicos exerce grande influência sobre os mecanismos osteogênicos, induzindo, assim, ao aumento do processo de reabsorção dos minerais.

b) A hipertrofia miofibrilar ocorre em razão do aumento das fibras contráteis do sistema muscular, sendo responsável pelo aumento do volume da musculatura.

c) O treinamento anaeróbico apresenta relação positiva com as melhoras do sistema musculoesquelético.

d) A hipertrofia sarcoplasmática promove adaptações fisiológicas ao exercício físico; nesse processo, o sarcoplasma aumenta seu tamanho em resposta ao aumento de acúmulo de líquidos intracelulares, ocorrendo somente após o processo de hipertrofia miofibrilar.

Gabarito: d.

***Feedback* do exercício**: O exercício físico gera diversas adaptações fisiológicas relacionadas aos estímulos promovidos. Os impactos sobre o sistema musculoesquelético são, principalmente, sobre os músculos e os ossos. As adaptações musculares ocorrem pelos processos de hipertrofia sarcoplasmática e hipertrofia miofibrilar, que transcorrem em etapas separadas. Já as adaptações ósseas sucedem pelo aumento da densidade mineral óssea.

Os efeitos do exercício físico sobre o sistema musculoesquelético já estão descritos na literatura e são facilmente observáveis sobretudo no sistema muscular; desse modo, os resultados alcançados estão relacionados ao tipo de exercício, sua intensidade e seu volume. Contudo, caso não haja prescrição correta, efeitos deletérios também podem ocorrer.

Síntese

- A fisiologia do exercício surge como uma subárea da fisiologia humana.
- A fisiologia do exercício segue oito princípios básicos destinados à promoção de treinamentos específicos, quais sejam: (1) princípio da sobrecarga, (2) princípio da sobrecarga progressiva, (3) princípio da adaptação, (4) princípio da especificidade, (5) princípio da variabilidade, (6) princípio da reversibilidade, (7) princípio da individualidade biológico e (8) princípio do desuso.
- Respostas agudas são decorrentes de uma sessão de treino.
- Respostas crônicas correspondem ao efeito prolongado das atividades.
- O consumo máximo de oxigênio ($VO_{2máx}$) é influenciado por: idade, sexo, massa corporal, genética, nível de condicionamento e especificidade do treinamento.
- A homeostase é um estado de equilíbrio de determinada variável fisiológica (ou de diversas variáveis).
- O exercício físico é capaz de causar adaptações agudas e crônicas nos diversos sistemas corporais.

Estudo de caso

O presente caso aborda a prescrição de um treinamento físico. Como toda prescrição, é preciso considerar diversos fatores que podem auxiliar o treinamento, como os princípios fisiológicos, explicitando, se necessário, cuidados adicionais.

■ **Texto do caso**

Guilherme tem 27 anos, foi praticante de natação e de corrida por oito anos, mas, em virtude de uma lesão osteomuscular, necessitou ficar afastado da prática de exercícios físicos por três meses. Guilherme ainda sente leves dores na canela em decorrência da lesão sofrida. No entanto, teve liberação médica para o retorno ao exercício físico.

Ao procurar um profissional de educação física para orientar sua prática esportiva, Guilherme foi indagado quanto a seus objetivos. O primeiro deles, conforme relatou, é a redução de peso, tendo em vista que, no tempo em que ficou sem realizar exercícios físicos, haja vista a restrição médica em função da lesão sofrida, ele apresentou um aumento da massa corporal e do percentual de gordura. Em segundo lugar, Guilherme referiu que seu melhor tempo em uma prova de 10 Km, após lesão, foi de 1 hora e 2 minutos, desejando, com a redução de peso, melhorar seu tempo de prova para 55 minutos.

Após o levantamento de metas, Guilherme afirmou que tem disponibilidade para realizar os treinos de corrida três vezes por semana e que, em dois dias da semana, poderia fazer alguma modalidade complementar. Considerando-se que o fortalecimento muscular é de fundamental importância para atletas de corrida, tanto para a prevenção de lesões quanto para a melhora do desempenho esportivo, faz-se imprescindível que, nos dois dias disponíveis para uma prática complementar, sejam realizados exercícios funcionais, tendo como foco a melhora no desempenho da corrida e a prevenção de novas lesões.

Nesse contexto, você, como integrante do centro de treinamento que Guilherme procurou, será responsável pelo desenvolvimento de um programa de exercícios físicos baseado em treinamentos de corrida e muscular. Diante disso, reflita sobre a prescrição do exercício ao aluno com base nos princípios da fisiologia do exercício. Defina quais elementos você deve considerar para que o treinamento seja efetivo haja vista os objetivos apresentados por Guilherme.

▪ Resolução

Como se vê, Guilherme tem experiência em prática esportiva, no entanto, em razão do tempo (3 meses) de recuperação de uma lesão, ele pode ter sofrido alguns declínios em seu condicionamento cardiorrespiratório. Assim, para o retorno ao treinamento, visando atingir seus objetivos, é necessário considerar os princípios da fisiologia do exercício:

1. **Princípio da reversibilidade**: na avaliação inicial do aluno, ainda que seja conhecido seu histórico nas modalidades de natação e corrida, Guilherme, em decorrência do período sem treinar, com certeza sofreu redução da capacidade cardiorrespiratório e modificações relacionadas à composição corporal.
2. **Princípio da individualidade biológica**: é preciso que seja considerado o estado atual de Guilherme, que inclui recente lesão osteomuscular, aumento da massa corporal e do percentual de gordura. Portanto, os demais princípios do treinamento devem estar alinhados à condição de Guilherme e devem ser planejados individual e especificamente às suas demandas.
3. **Princípio da sobrecarga**: ainda que Guilherme tenha experiência na modalidade de corrida, ele está retornando de uma lesão e de um longo período longe dos estímulos do treinamento, motivo pelo qual a sobrecarga deve ser pensada alternando períodos de estímulo (corrida) e períodos de descanso, o que promove a quebra da homeostase e, consequentemente, ganhos na capacidade física.
4. **Princípio da sobrecarga progressiva**: tendo em vista que Guilherme teve um aumento da massa corporal e do percentual de gordura, os estímulos iniciais devem

ser de intensidade leve. Para tanto, pode-se utilizar a frequência cardíaca máxima ($FC_{máx}$) como indicador de intensidade. Assim, para a prescrição do exercício em intensidade leve, deve-se atingir até 50% da $FC_{máx}$. Essa primeira etapa do treinamento pode ser considerada como um período adaptativo, após esse período, podem ser prescritos treinamentos de intensidade moderada (60% a 70% da $FC_{máx}$). Os treinamentos de intensidade moderada e leve devem ser intercalados nas sessões de treinamento semanais, para que não haja sobrecarga osteomuscular e, com isso, risco aumentado de lesões. Pensando no objetivo de Guilherme de melhorar seu tempo em provas de 10 km, pode-se, ainda, incluir algumas sessões de treinamento em intensidade vigorosa até 90% da $FC_{máx}$.

5. **Princípio da adaptação**: com o aumento da intensidade do treinamento, a tendência é que seja observada a redução da massa corporal e do percentual de gordura (primeiro objetivo elencado pelo aluno) e, ainda, que ocorram alterações relativas às variáveis fisiológicas do treinamento, o que favorece o segundo objetivo (melhorar o tempo de prova).

6. **Princípio da especificidade**: para que ocorra a melhora no tempo de prova de 10 km, é necessário que sejam prescritas sessões de treinamento que exponham Guilherme às exigências fisiológicas empregadas nessa modalidade. Para isso, podem ser prescritas sessões de treinos intervalados (intensivos e extensivos), contínuos, com variação de ritmo e em tempo de prova.

7. **Princípio da variabilidade**: é preciso lembrar que Guilherme está retornando de uma lesão recente e encontra-se acima do peso. Tais variáveis exigem o emprego do princípio da variabilidade, que deve ser aplicado nas etapas iniciais do treinamento (visando a redução de peso) e

mantido nas etapas avançadas (com foco na performance em corrida). Nesse sentido, inicialmente, indica-se a prática de outras modalidades aeróbicas, como natação ou bicicleta, para que sejam obtidos ganhos relativos à aptidão cardiorrespiratória (componente principal da corrida) expressos, sobretudo, pelo consumo máximo de oxigênio ($VO_{2máx}$). Posteriormente, quando da etapa de treinamento de *performance* em corrida, é indicado que o aluno pratique também a modalidade de musculação ou treinamento funcional associada ao treinamento de corrida, buscando reduzir a possibilidade de ocorrência de lesões.

Dica 1

Muitos são os métodos de treinamento que podem ser empregados como estratégia para a melhora da *performance* esportiva na corrida. Tais metodologias têm como objetivo estimular diferentes valências físicas e, assim, contribuir para o efetivo desenvolvimento do praticante. No livro indicado a seguir, você pode aprofundar seu conhecimento das metodologias de treinamento que podem ser empregadas para corredores.
EVANGELISTA, A. L. **Treinamento de corrida de rua**: uma abordagem fisiológica e metodológica. 4 ed. São Paulo: Phorte, 2017.

Dica 2

No artigo indicado a seguir, os autores realizaram uma revisão sistemática da literatura sobre os protocolos de atividade aeróbica (alta e baixa intensidade) relacionadas ao emagrecimento e à composição corporal.
ALVES, B. L.; REZENDE, L. M. T. de.; CARNEIRO-JÚNIOR, M. A. Comparação dos efeitos do treinamento aeróbio de baixa e alta intensidade no emagrecimento: uma revisão sistemática. **Revista Brasileira de Prescrição e Fisiologia do Exercício**, v. 12, n. 75, suplementar 1, p. 448-461, jan./jun. 2018. Disponível em: <http://www.rbpfex.com.br/index.php/rbpfex/article/view/1433/1069>. Acesso em: 30 jun. 2022.

■ **Dica 3**

O artigo indicado a seguir explica como o treinamento de força pode ser um aliado e auxiliar no desenvolvimento da *performance* de corrida.

GUGLIELMO, L. G. A.; GRECO, C. C.; DENADAI, B. S. Relação da potência aeróbica máxima e da força muscular com a economia de corrida em atletas *endurance*. **Revista Brasileira de Medicina do Esporte**, v. 11, n. 1, p. 53-56, jan./fev. 2005. Disponível em: <https://www.scielo.br/j/rbme/a/5N8pZ5NhbtbFBQh8v6Kf5NL/?format=pdf&lang=pt>. Acesso em: 30 jun. 2022.

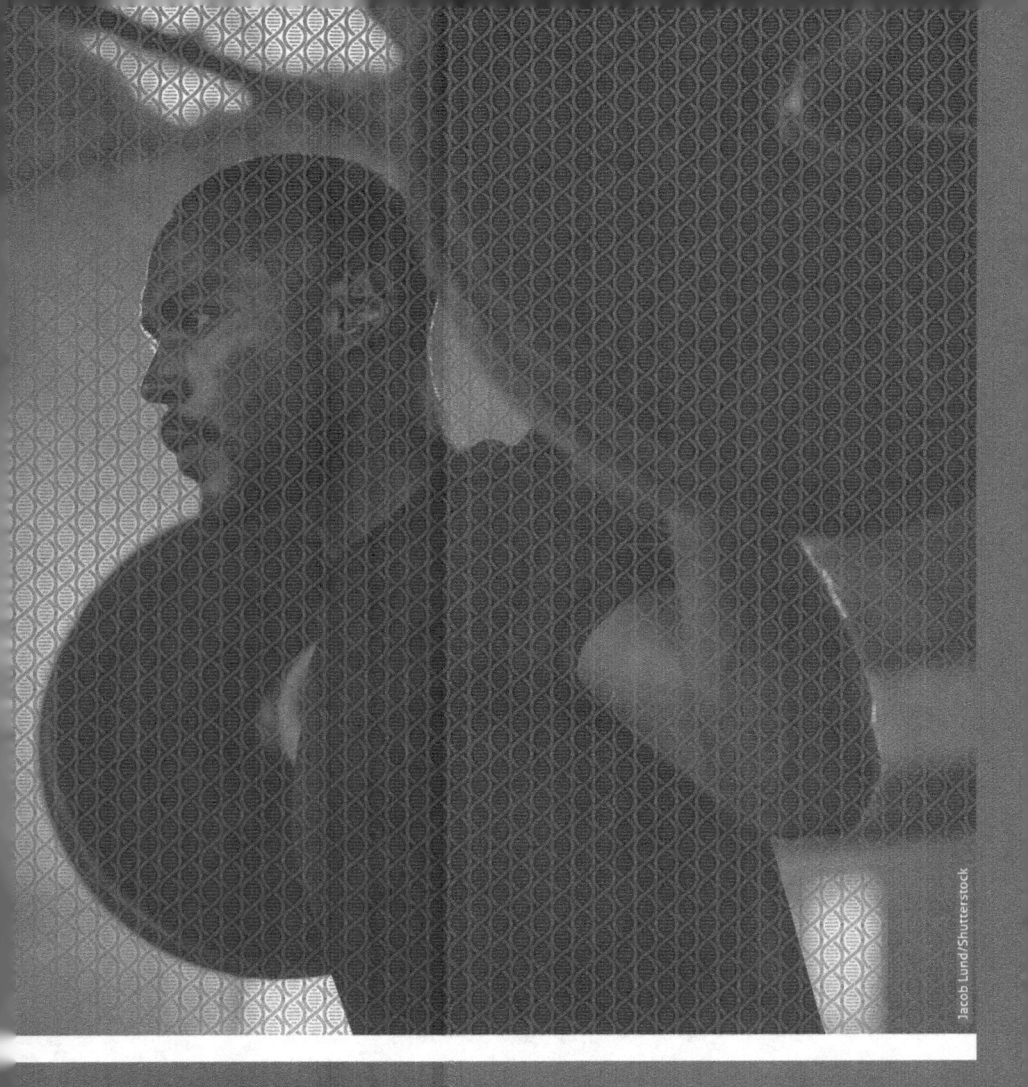

Capítulo 2

Anatomia do sistema neuromuscular

Conteúdos do capítulo

- Sistema neuromuscular.
- Estruturas dos neurônios.
- Sistema nervoso central (SNC) e áreas anatômicas.
- Córtex motor e áreas associadas.
- Conexão entre córtex e medula espinhal.
- Tipos de fibras musculares e suas funções.
- Componentes do controle do movimento.

Após este capítulo você será capaz de:

1. discorrer sobre a organização, a anatomia geral e as funções do sistema neuromuscular;
2. descrever a estrutura de um neurônio e as sinapses nervosas;
3. designar as funções de cada estrutura do sistema nervoso central (SNC);
4. especificar a função de cada área cerebral;
5. relacionar o córtex motor e a medula espinhal;
6. descrever os tipos de fibras musculares e suas respectivas funções;
7. indicar como ocorre o controle do movimento voluntário.

O sistema neuromuscular fornece informações de diversas células do corpo. Entre seus diferentes aspectos, podemos citar desde o planejamento para o movimento voluntário, passando pelo surgimento da informação e o envio desse sinal até a musculatura recrutada voluntariamente.

Logo, a fim de entender como o ser humano é capaz de movimentar a musculatura, é preciso conhecer o funcionamento do sistema nervoso e dos movimentos involuntários, afinal: Como a musculatura cardíaca movimenta o coração, aumentando sua frequência durante a prática de atividades físicas?

Neste capítulo, veremos como os neurônios transmitem a informação de dentro do sistema neuromuscular para que o movimento seja gerado. Além disso, abordaremos uma sequência de movimentos padronizados (em um esporte específico, por exemplo) e diversos padrões de movimentos complexos, desenvolvidos sistemicamente.

2.1 Sistema neuromuscular

O sistema nervoso é o meio pelo qual o corpo percebe, reage e responde a qualquer tipo de estímulo externo (no ambiente) e interno (dentro do corpo). É por meio desse sistema que sentimos dor, reagimos a temperaturas externas (calor ou frio), sentimos a textura de diferentes objetos, avaliamos a pressão etc. Qualquer tipo de sinal é analisado e respondido pelo sistema nervoso, mais especificamente pelas áreas cerebrais. Portanto, problemas no sistema nervoso podem ocasionar alterações que são refletidas no corpo inteiro. A resposta do sistema nervoso pode ocorrer de maneira involuntária ou voluntária. A resposta involuntária, por exemplo, é quando a pessoa, por reação, retira a mão de uma superfície muito quente ou quando sente algum tipo de textura de um objeto que causa dor ou incômodo; já a resposta voluntária é resultado de um movimento consciente.

O sistema nervoso é dividido em: **sistema nervoso central** (SNC) e **sistema nervoso periférico** (SNP) (Figura 2.1). O SNC é constituído pelo encéfalo e pela medula espinhal. O encéfalo é subdividido em cérebro, cerebelo e tronco encefálico. Já o SNP, cujos nervos recebem informações do SNC e as enviam para a parte periférica, é dividido em duas vias: a via aferente e a via eferente. Na **via eferente**, estão o **sistema nervoso autônomo** (SNA) e o **sistema nervoso somático** (SNS). Por fim, no SNA, estão o **sistema nervoso simpático** e o **sistema nervoso parassimpático**.

Figura 2.1 – SNC e SNP

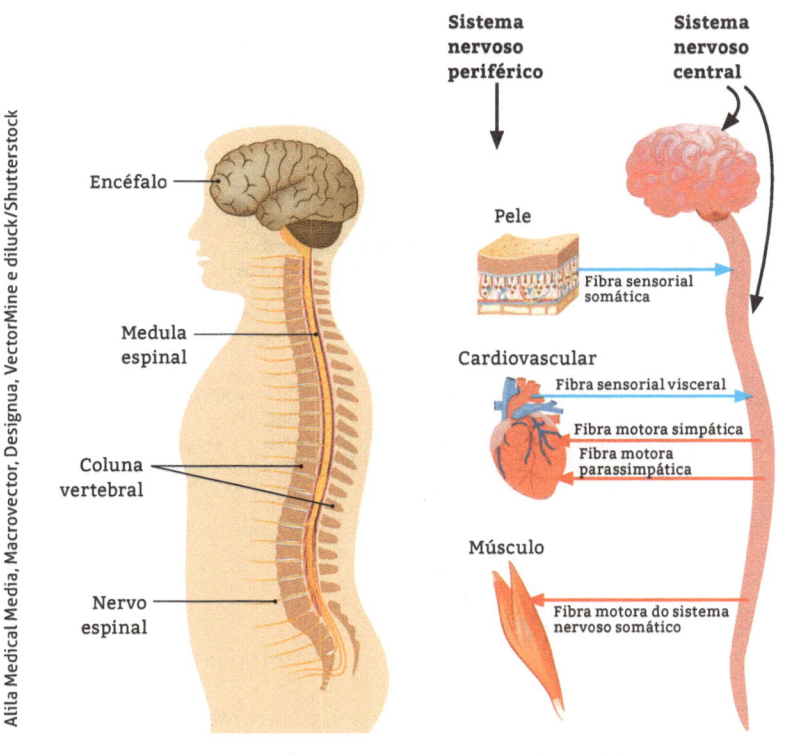

Fonte: McArdle; Katch; Katch, 2016, p. 595.

Em 2014, Powers e Howley (2014) propuseram, por razões didáticas, uma divisão anatômica do sistema nervoso, no qual o SNC é divido em encéfalo e medula espinhal, e o SNP, em aferente – via sensorial somática, sensorial visceral e sensorial especial – e eferente – a parte motora é responsável pela área motora somática, que faz a conexão ou inervação com o musculoesquelético, e pela área motora autonômica, que se subdivide em simpática, parassimpática e entérica.

Figura 2.2 – Esquema: sistema nervoso

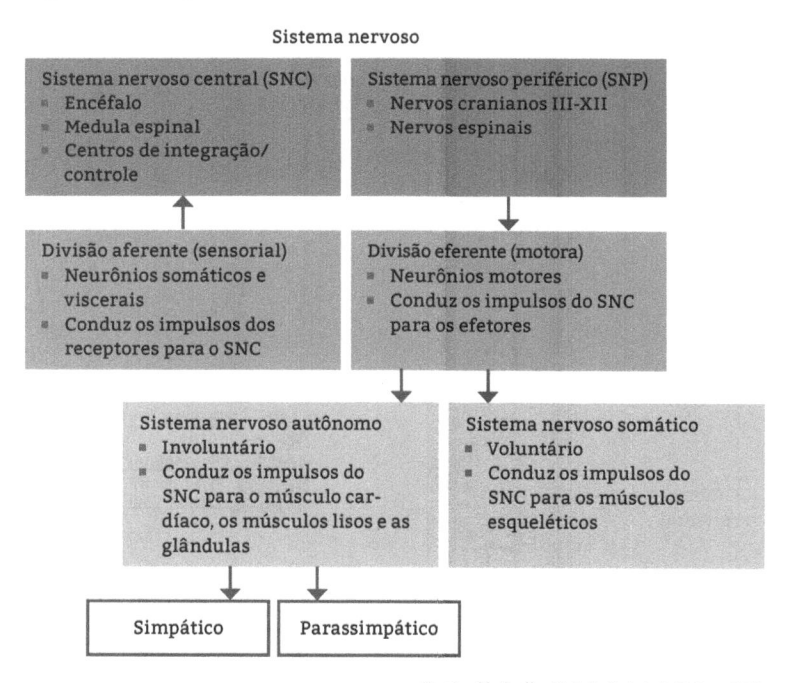

Sistema nervoso

Sistema nervoso central (SNC)
- Encéfalo
- Medula espinal
- Centros de integração/controle

Sistema nervoso periférico (SNP)
- Nervos cranianos III-XII
- Nervos espinais

Divisão aferente (sensorial)
- Neurônios somáticos e viscerais
- Conduz os impulsos dos receptores para o SNC

Divisão eferente (motora)
- Neurônios motores
- Conduz os impulsos do SNC para os efetores

Sistema nervoso autônomo
- Involuntário
- Conduz os impulsos do SNC para o músculo cardíaco, os músculos lisos e as glândulas

Sistema nervoso somático
- Voluntário
- Conduz os impulsos do SNC para os músculos esqueléticos

Simpático | Parassimpático

Fonte: McArdle; Katch; Katch, 2016, p. 595.

Com base na divisão clássica, na via aferente, o SNP recebe os sinais nervosos advindos da parte periférica até o SNC. Já na via eferente, os sinais são enviados do SNC para a periferia do corpo e isso pode acontecer voluntariamente (sistema nervoso somático) ou involuntariamente (sistema nervoso autônomo). O sistema nervoso autônomo, também denominado *visceral*, controla as ações involuntárias do corpo, tanto as ações de repouso e digestão (sistema parassimpático) quanto as ações de alerta (sistema simpático). Entre as ações do sistema nervoso parassimpático, destacam-se:

- contração da pupila;
- estímulo da saliva;
- diminuição da frequência cardíaca;
- estímulo da ação digestiva;
- inibição da ação de adrenalina;
- estímulo da contração da bexiga;
- diminuição da frequência respiratória.

Já as ações do sistema nervoso simpático, são:

- dilatação da pupila;
- inibição salivar;
- aumento da frequência cardíaca;
- inibição da ação digestiva;
- inibição da contração da bexiga;
- aumento da frequência respiratória.

Basicamente, a diferença entre esses dois sistemas nervosos autônomos está na reação do corpo a uma situação. Se a situação for de estresse, como em uma atividade física, há um aumento da frequência cardíaca, da frequência respiratória, da secreção de adrenalina e noradrenalina e da pressão sanguínea, bem como o sistema simpático é ativado. Entretanto, se a situação for de repouso ou de digestão, após uma refeição, por exemplo, o sistema parassimpático é ativado.

Figura 2.3 – Funções do sistema nervoso simpático e parassimpático

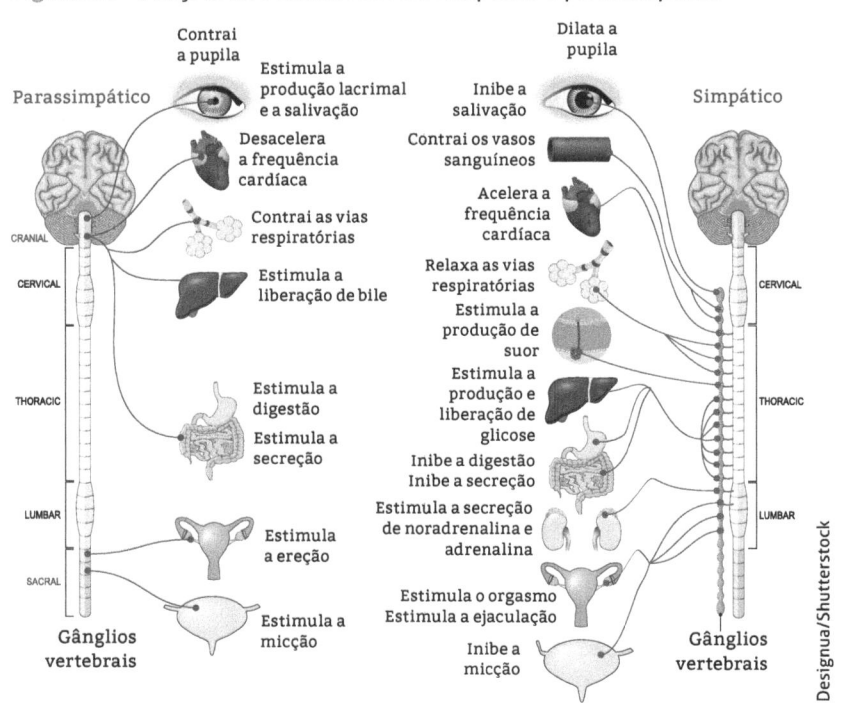

Parassimpático:
- Contrai a pupila
- Estimula a produção lacrimal e a salivação
- Desacelera a frequência cardíaca
- Contrai as vias respiratórias
- Estimula a liberação de bile
- Estimula a digestão
- Estimula a secreção
- Estimula a ereção
- Estimula a micção

Simpático:
- Dilata a pupila
- Inibe a salivação
- Contrai os vasos sanguíneos
- Acelera a frequência cardíaca
- Relaxa as vias respiratórias
- Estimula a produção de suor
- Estimula a produção e liberação de glicose
- Inibe a digestão
- Inibe a secreção
- Estimula a secreção de noradrenalina e adrenalina
- Estimula o orgasmo
- Estimula a ejaculação
- Inibe a micção

CRANIAL, CERVICAL, THORACIC, LUMBAR, SACRAL — Gânglios vertebrais

Fonte: Low, 2020.

Para saber mais

A fim de aprofundar os estudos sobre as estruturas e a anatomia dos órgãos que compõem o sistema nervoso, suas funções e toda a relação que os componentes exercem sobre o corpo humano, recomendamos a leitura do livro *Fisiologia do exercício: nutrição, energia e desempenho humano*, sobretudo os capítulos relacionados ao controle nervoso do movimento e à estrutura musculoesquelética.

MCARDLE, W. D., KATCH, F. I., KATCH, V. L. **Fisiologia do exercício**: nutrição, energia e desempenho humano. São Paulo: Guanabara Koogan, 2016.

2.2 Estrutura dos neurônios

O sistema nervoso é composto por neurônios que são divididos em corpo celular, dendritos e axônios.

Figura 2.4 – Estrutura de um neurônio e comunicação neural

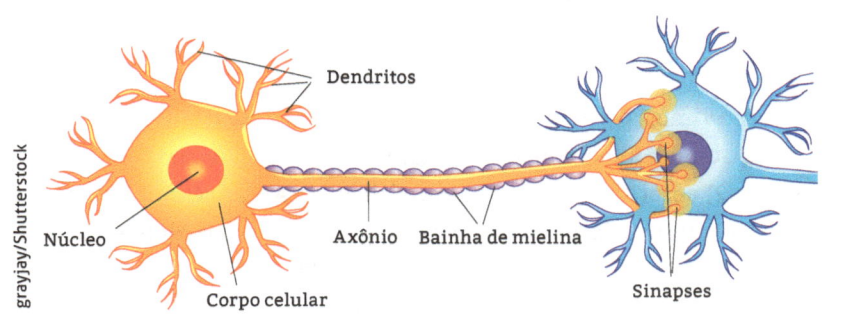

A ação motora é realizada pelo sistema nervoso somático, que envia informações neurais obtidas pelo SNC até as fibras musculoesqueléticas. O motoneurônio é um neurônio que inerva as fibras musculares, corresponde, cada qual, a uma unidade motora.

Figura 2.5 – Motoneurônio e sua inervação muscular

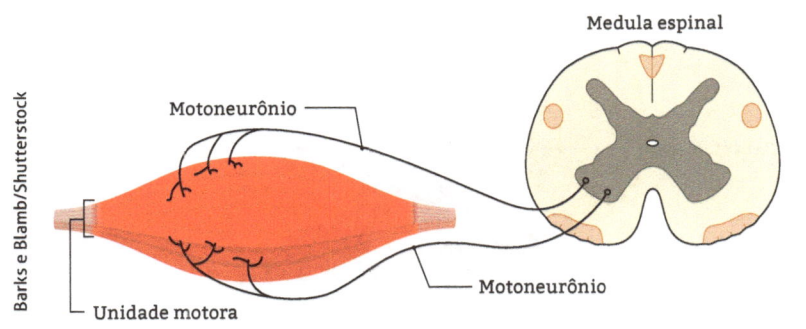

Fonte: Powers; Howley, 2014, p. 152.

Em cada musculatura, há uma quantidade diferente de fibras que são inervadas por um motoneurônio. Por exemplo, quando observamos grupos musculares que requerem um controle muscular fino, como as mãos, a razão de inervação (número de fibras por motoneurônio) é baixa. Por outro lado, se observamos um grupo muscular com controle amplo, quadríceps, por exemplo, a razão de inervação é alta.

2.3 SNC e áreas anatômicas

Como vimos, o SNC é composto pelo encéfalo e pela medula espinhal. O encéfalo é constituído por três grandes divisões: (1) cérebro, (2) cerebelo e (3) tronco encefálico. McArdle, Katch e Katch (2016) citam seis áreas principais do encéfalo: o (1) diencéfalo e (2) o telencéfalo constituindo o **cérebro**, (3) o bulbo, (4) a ponte e (5) o mesencéfalo constituindo **o tronco encefálico** e, por fim, (6) o **cerebelo**. A estrutura neuronal do encéfalo é uma das áreas mais complexas do corpo humano, pois apresenta milhões de neurônios que recebem o sinal da periferia e transmitem a informação gerada no cérebro.

Figura 2.6 – Anatomia do SNC

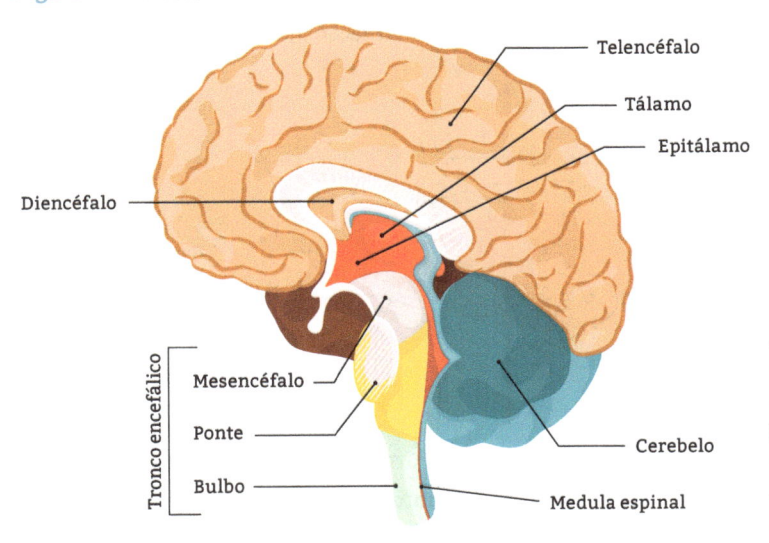

A função do tronco encefálico é integrar as áreas sensoriais e motoras com os respectivos núcleos. Além de o **bulbo** (ou medula oblongata) conectar o encéfalo à medula espinhal, onde as vias dos dois hemisférios cerebrais se cruzam, há uma integração com os órgãos viscerais que controlam a respiração, os batimentos cardíacos e a pressão arterial. Ainda, o bulbo controla reflexos de espirrar, tossir, vomitar e engolir. A **Ponte** faz a conexão entre cérebro, cerebelo e medula espinhal e controla diversos sistemas viscerais, como sono, respiração, deglutição, bexiga, audição, equilíbrio, gosto, movimento dos olhos, expressões faciais, sensação facial e postura (Saladin; Gan; Cushman, 2018). No mesencéfalo, há o controle de áreas visuais, auditivas, tônus muscular, prazer, regulação da temperatura e os estados de alerta ou vigília. O tronco encefálico, de maneira geral, pode ser dividido em três grandes funções:

1. conduzir as informações do cérebro para a medula;
2. integrar atividades viscerais;
3. originar os nervos cranianos.

No tronco encefálico, há uma integração da formação reticular com sinais aferentes e eferentes. De acordo com McArdle, Katch e Katch (2016, p. 594):

> *Esses sinais têm origem na distensão de sensores existentes nas articulações e nos músculos, em receptores da dor presentes na pele, e em sinais visuais provenientes do olho e de impulsos auditivos provenientes do ouvido. Uma vez ativado, o sistema reticular exerce efeito inibitório ou facilitatório sobre os outros neurônios. Doze pares de nervos cranianos inervam predominantemente a região da cabeça. Originalmente atribuídos ao médico Galeno, há 1.800 anos, cada nervo craniano possui um nome e um número associado.*

Os doze nervos cranianos estão ilustrados na figura a seguir.

Figura 2.7 – Nervos cranianos

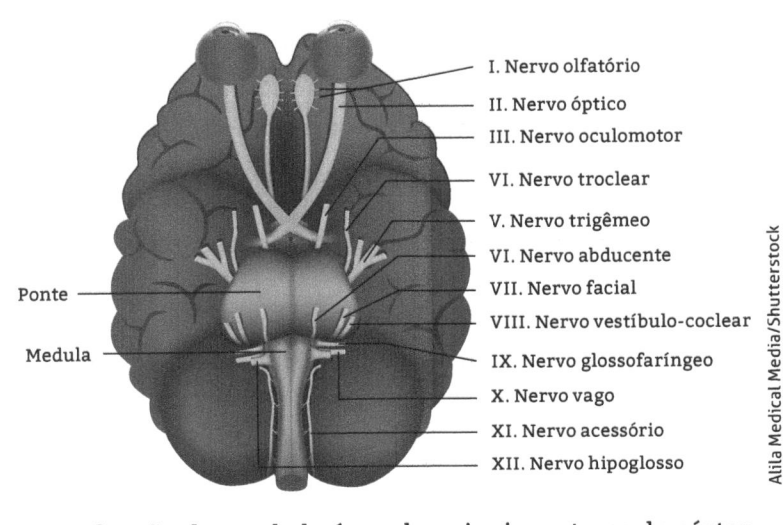

- I. Nervo olfatório
- II. Nervo óptico
- III. Nervo oculomotor
- VI. Nervo troclear
- V. Nervo trigêmeo
- VI. Nervo abducente
- VII. Nervo facial
- VIII. Nervo vestíbulo-coclear
- IX. Nervo glossofaríngeo
- X. Nervo vago
- XI. Nervo acessório
- XII. Nervo hipoglosso

Ponte
Medula

Atila Medical Media/Shutterstock

A função do cerebelo é receber sinais motores do córtex cerebral e captar informações sensoriais provenientes do SNP (músculos, tendões, articulações, tecido da pele, além de órgãos auditivos, vestibulares e visuais). De acordo com McArdle, Katch e Katch (2016), o cerebelo funciona como o principal centro de comparação, avaliação e integração para ajustes posturais, locomoção, manutenção do equilíbrio, percepções da velocidade do movimento corporal e outras funções de movimentos de natureza reflexa. É no cerebelo que as informações motoras aprendidas (como andar de bicicleta ou algum padrão de movimento específico) são codificadas e armazenadas na memória.

No cérebro, é no diencéfalo que encontramos as estruturas internas do cérebro, compostas por pelo tálamo, hipotálamo, epitálamo e subtálamo. Ainda, o cérebro é composto por duas substâncias: branca e cinzenta. A substância branca é composta pelos axônios dos neurônios, no qual os neurônios se conectam e a informação é transmitida. A substância cinzenta é a área do córtex cerebral em que estão presentes os corpos celulares, onde informação é gerada ou recebida para ser decodificada. O cérebro apresenta três funções relacionadas ao comportamento motor extremamente importantes: (1) organização do movimento complexo, (2) armazenamento das experiências aprendidas e (3) recepção de informação sensorial (Powers; Howley, 2014).

Figura 2.8 – Córtex cerebral (vista frontal, recorte medial)

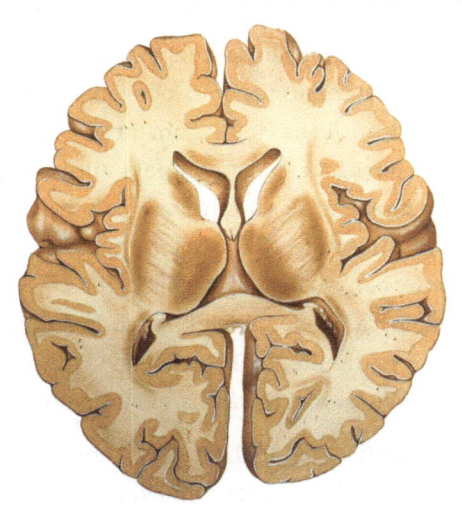

No cérebro, existe a área mais externa, denominada *telencéfalo*, composto por dois hemisférios do córtex cerebral que se divide em cinco lobos: (1) frontal, (2) parietal (3) temporal, (4) occipital e (5) insular. O lobo insular é o único lobo interno ao córtex cerebral. Cada uma das áreas do córtex cerebral tem funções específicas, mas relacionadas entre si e com as áreas do diencéfalo. As funções de cada lobo são:

1. **Lobo frontal**: responsável pelo planejamento de ações futuras, pelo controle dos movimentos voluntários (córtex motor primário), pelos movimentos oculares, pelas respostas emocionais (sistema límbico) e pelas funções cognitivas executivas (córtex pré-frontal), como o controle cognitivo e o sistema atencional, consequência de

ações futuras, expectativa relacionada a determinada ação (tomada de decisão, controle atencional, memória de trabalho). Além disso, é responsável pela área motora da fala ou produção da fala (área de Broca).
2. **Lobo parietal**: responsável pela sensação somática geral (área somatossensorial), pela formação da imagem corporal e por orientar a relação da imagem corporal com o espaço. Além disso, em conjunto com o lobo temporal, é responsável pela compreensão da linguagem (área de Werneck).
3. **Lobo temporal**: responsável pela audição, pelo processamento de estímulos auditivos e pelo gerenciamento da memória. Em conjunto com o lobo parietal, é responsável pela compreensão da linguagem (área de Werneck).
4. **Lobo occipital**: responsável por toda função de visão e pelo processamento da informação visual.
5. **Lobo da ínsula**: responsável pela área do paladar.

Estruturas profundas do diencéfalo, como o hipocampo e os núcleos da amígdala, são responsáveis pela memória, pela aprendizagem e pela emoção.

Figura 2.9 – Lobos cerebrais e suas respectivas funções

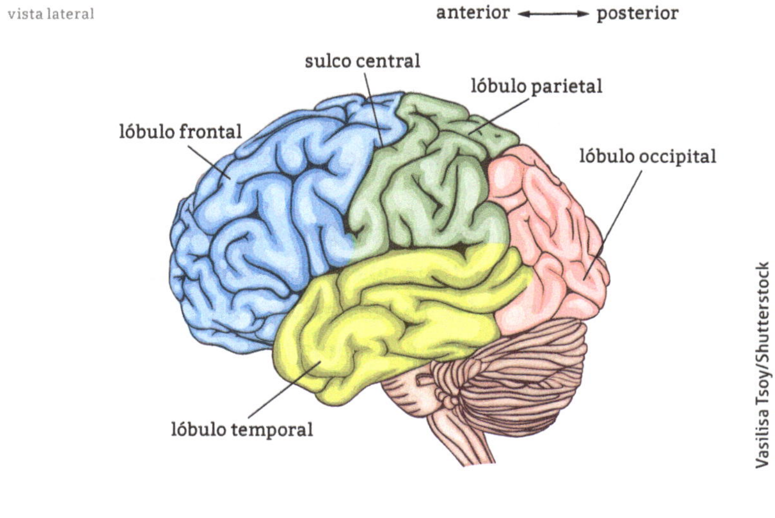

A medula espinhal, que também integra o SNC, tem como função principal conectar o SNP ao SNC, recebendo e transmitindo as informações através dos neurônios motores, sensoriais e interneurônios. Os neurônios motores estão ligados à via eferente (chegam à periferia) e percorrem o corno ventral para inervar as fibras musculares estriadas esqueléticas extrafusais e intrafusais (Mcardle; Katch; Katch, 2016). Os neurônios sensoriais ligam-se à aferente (saem da periferia) até a medula espinhal.

Exercício resolvido

1. O cérebro apresenta divisões funcionais, de acordo com a profundidade da área. A divisão da parte mais externa do cérebro é denominada *telencéfalo*, que se divide em lobos com diferentes funções e respectivas atividades cerebrais. A área do lobo frontal e pré-frontal apresenta funções muito específicas e está presente em várias atividades desempenhadas diariamente. Portanto, com o lobo frontal em perfeito estado, é possível:

   a) focar a atenção em um estímulo e tomar decisões diversas.
   b) sentir gostos e sabores, aguçando o paladar pelos alimentos.
   c) ver informações externas e processar essas informações no cérebro.
   d) armazenar as memórias de longo prazo e recordar situações passadas.

   Gabarito: a.
   Feedback do exercício: O lobo frontal, mais especificamente o lobo pré-frontal, é responsável pelas funções executivas do cérebro, que incluem a capacidade de inibir estímulos externos e focar a atenção em uma informação específica. Além disso, o lobo pré-frontal é responsável pela capacidade cognitiva de tomada de decisão.

2.4 Córtex motor e áreas associadas

O córtex motor está localizado na parte final do lobo frontal cerebral, integrando o telencéfalo e parte da região do encéfalo e do SNC. O córtex motor é a área responsável pelo movimento (envia as informações necessárias para o controle motor e recebe as informações relacionadas ao comportamento motor). De maneira geral, o caminho do sinal neuronal para gerar o movimento muscular voluntário ocorre da seguinte forma:

- o sinal para iniciar o movimento começa no cérebro;
- essa informação é transmitida para a medula espinhal;
- da medula, a informação é retransmitida aos músculos recrutados.

O córtex motor é dividido em três áreas:

1. **córtex pré-motor ou área pré-motora**: responsável pelo armazenamento dos movimentos já aprendidos em experiências passadas e pela programação de sequência de movimentos;
2. **córtex motor suplementar ou área motora suplementar**: também responsável pelo planejamento de sequências de movimentos e coordenação postural;
3. **córtex motor primário**: envia informações para produção do movimento voluntário.

Figura 2.10 – Córtex motor e áreas associadas

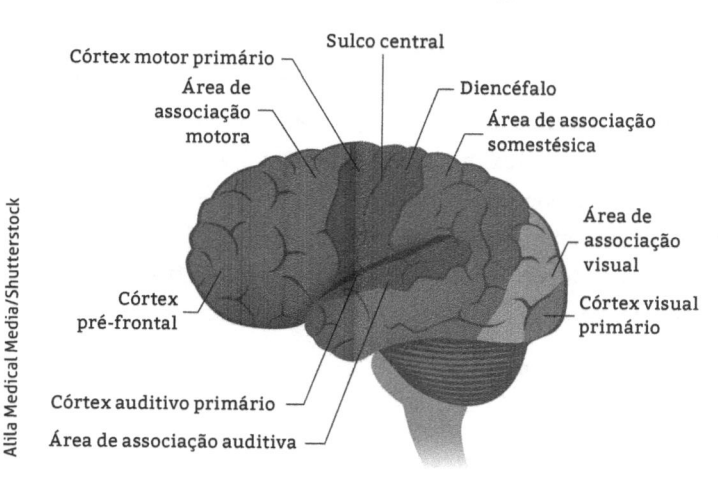

- Córtex motor primário
- Área de associação motora
- Sulco central
- Diencéfalo
- Área de associação somestésica
- Área de associação visual
- Córtex pré-frontal
- Córtex visual primário
- Córtex auditivo primário
- Área de associação auditiva

Alila Medical Media/Shutterstock

Na sequência, abordaremos cada uma dessas áreas associadas ao córtex motor.

■ Córtex pré-motor

A área do córtex pré-motor cuida da programação e do planejamento dos movimentos (também daqueles que já foram aprendidos). É nessa área que são acionados os padrões de movimentos complexos, que, por sua vez, acionam o córtex motor primário para enviar a informação e gerar o movimento.

■ Córtex motor suplementar ou área motora suplementar

A área do córtex motor suplementar é responsável pelo planejamento de sequências de movimentos, e a tendência é que haja um planejamento relacionado à postura, envolvendo as musculaturas axial e proximal.

■ Córtex motor primário

O córtex motor primário, embora também apresente padrões de movimento, é menos complexo e preciso, sendo a área por excelência de **execução de movimentos** e dependente do estímulo do córtex pré-motor e do córtex motor suplementar. Portanto, o córtex motor primário recebe sinais dos neurônios do córtex pré-motor e córtex motor suplementar e os transmite para a medula espinhal.

O **homúnculo motor** ou **homúnculo de Penfield** é uma representação genérica do córtex motor primário.

Figura 2.11 – Homúnculo motor

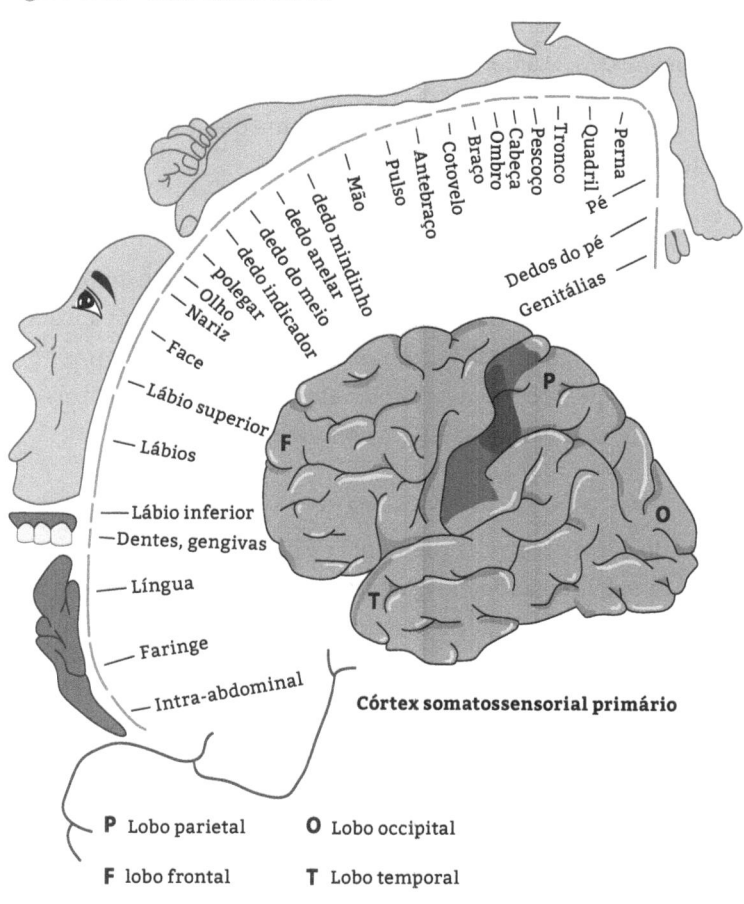

— Perna
— Quadril
— Tronco
— Pescoço
— Cabeça
— Ombro
— Braço
— Cotovelo
— Antebraço
— Pulso
— Mão
— dedo mindinho
— dedo anelar
— dedo do meio
— dedo indicador
— polegar
— Olho
— Nariz
— Face
— Lábio superior
— Lábios
— Lábio inferior
— Dentes, gengivas
— Língua
— Faringe
— Intra-abdominal

Dedos do pé
Genitálias

Córtex somatossensorial primário

P Lobo parietal   O Lobo occipital
F lobo frontal   T Lobo temporal

Vasilisa Tsoy/Shutterstock

Essa ilustração mostra cada região corporal e a grande quantidade de neurônios para poucos músculos, o que permite coordenar movimentos muito refinados e precisos. O homúnculo é uma representação distorcida do corpo, apresentando as áreas mais inervadas com base em sua precisão (área motora) e em sua capacidade sensitiva (área somatossensorial). Por exemplo, nos músculos da face, conseguimos controlar as expressões faciais e, por meio delas, demonstrar emoções. Também há grande precisão de movimento na musculatura das mãos, o que possibilita escrever, pintar, realizar esportes que exigem lançamento de bola, por exemplo.

Área somatossensorial

A área somatossensorial está localizada no lobo parietal, logo depois do córtex Motor primário. É nessa área que há uma recepção de sinais que repassa *feedback* ao córtex motor primário. Similar ao córtex motor primário, o homúnculo sensorial demonstra a quantidade de inervação em cada local do corpo, sendo representadas as áreas com maior sensibilidade sensorial, como o rosto, a boca, as mãos, a língua etc. Assim como no córtex motor primário, a área somatossensorial está ilustrada no homúnculo de Penfield, correspondente às áreas com maior inervação sensorial e tátil.

Figura 2.12 – Homúnculo motor e sensorial (homúnculo de Penfield)

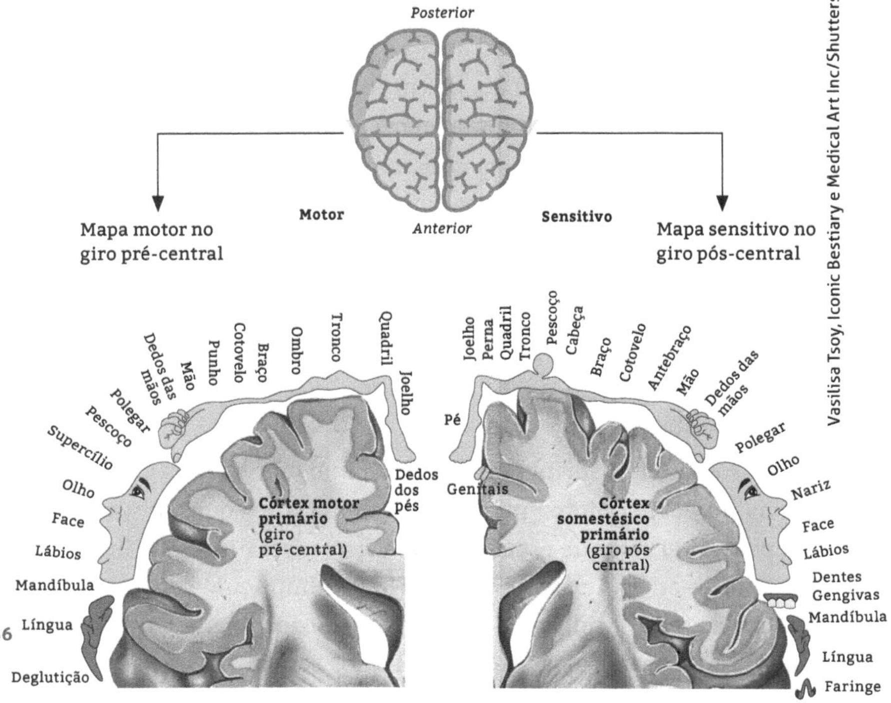

Vasilisa Tsoy, Iconic Bestiary e Medical Art Inc/Shutterstock

Mapas corporais no córtex motor primário e no córtex somestésico do cérebro. A quantidade relativa e a localização do tecido cortical dedicado a cada função são proporcionais à distorção dos diagramas corporais (homúnculos).

Fonte: Lopes, 2016.

As principais funções da área somatossensorial estão relacionadas a:

- estiramento muscular, a nível fuso muscular;
- contração muscular, a partir do órgão tendinoso de Golgi;
- receptores táteis, por exemplo, pressão da pele.

Cerebelo

Basicamente, o cerebelo tem a função de receber as informações da periferia relacionadas à execução e ao ajuste dos movimentos e envio dos respectivos sinais. Portanto, é no cerebelo que o sinal de execução do movimento é recebido e enviado e que os movimentos são ajustados e aprendidos para serem regulados de maneira instantânea.

O cerebelo recebe sinais de **entrada** do:

- córtex motor e córtex pré-motor;
- área somatossensorial;
- gânglios de base;
- aparelho vestibular;
- fusos musculares;
- tecido epitelial.

O cerebelo envia sinais de **saída** para:

- tronco cerebral;
- córtex motor;
- núcleo rubro;
- gânglios da base.

Por exemplo, no jogo de vôlei, enquanto você está esperando receber um saque, você planeja o movimento que foi treinado e que já sabe como fazer. Entretanto, quando você efetivamente recebe a bola, o movimento não sai tão perfeito conforme planejado, isso ocorre porque o cerebelo faz o ajuste momentâneo para corrigir os possíveis erros e para que você consiga desempenhar o movimento da forma como treinou.

Gânglios da base

As estruturas que ficam na base do córtex cerebral são chamadas de *estruturas dos gânglios da base*, nas quais, há: núcleo caudado, tálamo, putamen, globo pálido e substância negra. Dois circuitos desempenham papel relevante na base do movimento, sendo o circuito do putamen e do caudado.

Circuito do putamen: padrões complexos

O putamen recebe informações das áreas pré-motora, córtex motor primário e área somatossensorial. Os sinais passam pelo putamen e parte deles retorna para o córtex motor primário e outra parte para o córtex pré-motor e suplementar. Esse circuito ocorre para melhorar padrões complexos de movimento. Por exemplo, se o putamen estiver lesionado, não é possível executar padrões de movimentos do balé.

Circuito do caudado: sequência de movimentos

O circuito caudado recebe informações das áreas pré-frontal, pré-motor e área suplementar motora. Os sinais passam pelo caudado desse circuito e retornam para as áreas pré-motora e motora suplementar. Esse circuito ocorre para organizar a sequência de padrões complexos de movimento. Se o caudado for destruído, há prejuízos na formação de sequências de movimentos.

Os gânglios da base auxiliam o desenvolvimento de uma sequência de movimentos que já foram aprendidos, como andar de bicicleta. Também ajudam a desenvolver sequencias de movimentos, por exemplo, no futebol, um chute a gol. Se houver algum problema em qualquer uma das áreas auxiliares, sendo a área somatossensorial, cerebelo e gânglios da base, que fazem parte desse controle e refinamento dos movimentos, o movimento em si é prejudicado.

Exercício resolvido

2. Observando diferentes tipos de exercícios ou modalidades esportivas, percebemos que existem atividades de alta complexidade de movimento, sendo necessário treinamento de alta intensidade e constante aprendizagem e ajuste da técnica. Em apresentações de balé, por exemplo, há grande complexidade na execução dos movimentos e na sequência em que eles são executados. Logo, pode-se dizer que as áreas cerebrais responsáveis por essas funções motoras são:

a) cerebelo e hipocampo.
b) córtex pré-frontal e córtex frontal.
c) gânglios da base.
d) córtex occipital e córtex parietal.

Gabarito: c.

Feedback do exercício: Os gânglios da base são estruturas cerebrais responsáveis por executar movimentos com padrões de extrema complexidade, por meio do circuito de putamen, e movimentos de uma sequência, que fora aprendida anteriormente a partir do circuito do caudado.

2.5 Conexão entre córtex e medula espinhal

Para que o córtex possa enviar, ao corpo, informações relativas aos movimentos coordenados, ele precisa estabelecer conexões com a medula, para então fornecer informações ao músculo. Essa conexão é realizada por meio de tratos (ou nervos), cujos neurônios são os responsáveis pela ligação. Dois tratos muito importantes são: corticoespinhal e corticorrubroespinhal, ambos originados no córtex com destino à espinha ou à medula espinhal (trato corticoespinhal) ou com destino ao rubro espinhal (trato corticorrubroespinhal).

O **trato corticoespinhal** é a principal via de estimulação do músculo, sendo a mais rápida e mais fina. Esse trato é especializado em movimentos finos e precisos, como os realizados nas atividades de pintura, escrita, digitação etc. A maior parte das informações saem do córtex motor primário, mas também do córtex pré-motor e da área suplamentar motora, e é enviada para a medula espinhal.

O trato corticoespinhal é composto pelos corpos celulares dos neurônios provenientes nas regiões de origem da informação (córtex motor). Os axônios desses neurônios formam o trato até a região de origem da medula espinhal, onde ocorrem as sinapses nervosas com a transmissão do sinal nervoso. Os axônios que chegam na medula aparecem na substância branca, a fim de se conectarem com os corpos celulares dos neurônios na região da substância cinzenta, onde ocorrem as sinapses. É na medula espinhal que estão os neurônios motores (motoneurônios).

Figura 2.13 – Trato corticoespinhal

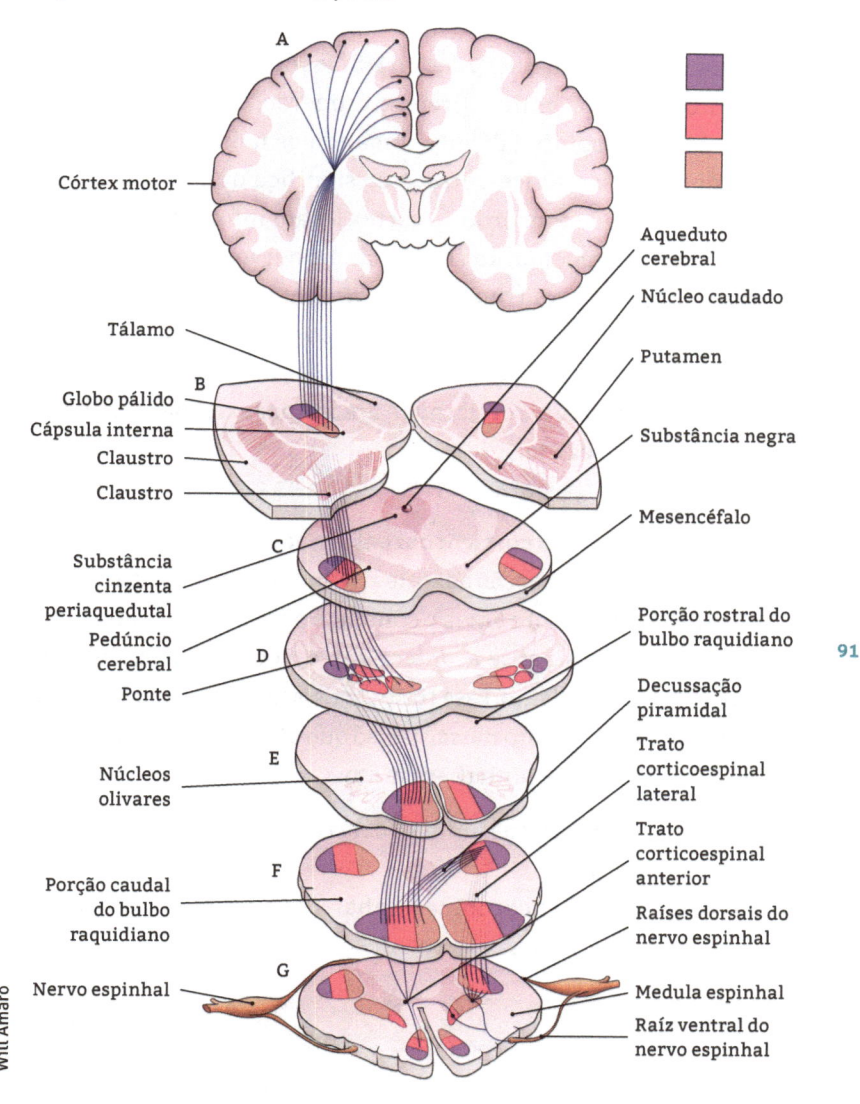

- Córtex motor
- Tálamo
- Globo pálido
- Cápsula interna
- Claustro
- Claustro
- Substância cinzenta periaquedutal
- Pedúnculo cerebral
- Ponte
- Núcleos olivares
- Porção caudal do bulbo raquidiano
- Nervo espinhal

- Aqueduto cerebral
- Núcleo caudado
- Putamen
- Substância negra
- Mesencéfalo
- Porção rostral do bulbo raquidiano
- Decussação piramidal
- Trato corticoespinal lateral
- Trato corticoespinal anterior
- Raízes dorsais do nervo espinhal
- Medula espinhal
- Raíz ventral do nervo espinhal

Fonte: Linhares, 2022.

Curiosidade

O fenômeno da decussação das pirâmides ocorre no cruzamento do trato córtico-espinhal direito e esquerdo, a partir do qual o trato córtico-espinhal direito comanda os neurônios motores do lado esquerdo e vice-versa. Isso significa que os tratos provenientes do lado esquerdo do córtex levam informações para o lado direito da medula, ou seja, os sinais nervosos provenientes do lado esquerdo controlam os movimentos do lado direito do corpo. Entretanto, existem alguns tratos que não chegam a se cruzar, isto é, o lado direito envia informação para o lado direito. Movimentos corporais de pernas e braços, por exemplo, resultam de fenômeno cruzado.

Quanto ao **trato corticorubroespinhal**, o sinal sai do córtex motor, passa a informação adiante ativando as sinapses no núcleo rubro (mesoencéfalo) e envia o conteúdo para a medula espinhal. Quando alguma sinapse acontece entre o córtex e a espinha, o sinal se torna mais lento. Esse trato corticorubroespinhal também auxilia o recrutamento muscular, só que com menor precisão do que o trato corticoespinhal. Portanto:

- no trato corticoespinhal, ocorrem os movimentos mais precisos;
- no trato corticorubroespinhal, ocorrem os movimentos menos precisos.

Curiosidade

A estimulação transcraniana magnética serve para estabelecer se o sinal do trato está lento ou rápido e se está funcionando corretamente. Esse aparelho é colocado sobre o córtex motor primário, e um estímulo magnético conhecido é aplicado. A partir desse estímulo, os sinais despolarizam e são enviados para a medula.

A medida pode ser feita a partir da força gerada pelo músculo em repouso ou pela quantidade de sinal elétrico recebido. Se essa avaliação for realizada após uma atividade ou tarefa, pode ser aferido o grau de fadiga do sistema nervoso, a fim de perceber o funcionamento do trato.

2.6 Tipos de fibras musculares e suas funções

Existem dois tipos de fibras musculares que produzem diferentes mecanismos para gerar ATP e ativar os motoneurônios e a actina e a miosina, quais sejam: fibras de contração lenta (tipo I) e fibras de contração rápida (tipo II). As fibras de contração rápida também se subdividem em: fibras do tipo IIa e fibras do tipo IIx. A quantidade de fibras musculares varia entre pessoas e entre diferentes musculaturas (Minamoto, 2005). As musculaturas apresentam os dois tipos de fibras; em alguns músculos, podem predominar as fibras do tipo I ou do tipo II, e o percentual dessas fibras no músculos esqueléticos pode ser influenciado pela genética, por nível hormonal e/ou por exercício físico (Powers; Howley, 2014). A classificação das fibras musculares, segundo Mcardle, Katch e Katch (2016), é feita de acordo com:

- tempo de contração;
- tamanho do neurônio motor;
- resistencia à fadiga;
- atividades aeróbias ou anaeróbias;
- tempo de atividade;
- nível de produção de força;
- densidade mitocondrial;
- densidade capilar;
- capacidade oxidativa;

- capacidade glicolítica;
- principal fonte energética de armazenamento;
- cadeias pesadas de miosina, genes humanos.

Powers e Howley (2014) propõem uma classificação dos diferentes tipos de fibras e suas respectivas características, conforme exposto no quadro a seguir.

Quadro 2.1 – Tipos de fibras musculares

Característica	Fibras rápidas		Fibras lentas
	Tipo IIx	Tipo IIa	Tipo I
Número de mitocôndrias	Baixo	Alto/moderado	Alto
Resistência à fadiga	Baixa	Alta/moderada	Alta
Sistema energético predominante	Anaeróbio	Combinado	Aeróbio
Atividade de ATPase	Mais alta	Alta	Baixa
$V_{máx}$ (velocidade de encurtamento)	Mais alta	Alta	Baixa
Eficiência	Baixa	Moderada	Alta
Tensão específica	Alta	Alta	Moderada

Fonte: Powers; Howley, 2014, p. 179.

As **fibras do tipo I** geram energia para ressintetizar o ATP do sistema aeróbio ligado à transferência de energia. Nesse sistema, o corpo consome oxigênio a fim de gerar contração muscular, mas de modo lento e com maior resistência à fadiga. Essas fibras são mais aparentes em atividades *endurance*, como maratonas, e têm coloração avermelhada. Existem quatro características principais das **fibras de contração lenta**, de acordo com McArdle, Katch e Katch (2016):

1. maior número de mitocôndrias e maior em tamanho;
2. menor desenvolvimento da capacidade glicolítica (se comparadas às fibras do tipo II);

3. lenta capacidade na manipulação do cálcio e na velocidade de encurtamento;
4. atividade reduzida de miosina ATPase.

As **fibras do tipo II** ou **fibras de contração rápida** ou, como também são conhecidas, *fibras glicolíticas*, estão relacionadas à alta capacidade anaeróbia, por isso apresentam capacidade reduzida de produção aeróbia e com menor resistência à fadiga muscular. As fibras do tipo II têm coloração branca e se subdividem em: fibras do tipo IIx e do tipo IIa. A alta capacidade de contração dessas fibras pode ser até 5 vezes mais rápida do que das fibras do tipo I. Mcardle, Katch e Katch (2016) apontam quatro características principais das fibras de contração rápida, quais sejam:

1. taxa de renovação das pontes cruzadas é extremamente alta;
2. retículo sarcoplasmático é mais eficiente;
3. alta transmissão relacionada aos potenciais de ação;
4. grande atividade de miosina ATPase.

As fibras musculares do tipo IIx são as mais rápidas presentes no corpo humano; entretanto, também são as de menor eficiência haja vista o grande gasto energético com a alta atividade de ATPase de miosina; ainda, apresentam um baixo número de mitocôndrias e baixa resistência à fadiga.

As fibras musculares do tipo IIa, ou fibras glicolíticas oxidativas rápidas, têm características intermediárias entre as fibras dos tipos I e IIx, ou seja, essa fibra apresenta qualidades mistas: o sistema energético é misto entre aeróbio e anaeróbio e o número de mitocôndrias varia (de alto a moderado).

2.6.1 Fibras musculares e a relação com o esporte

Há uma vasta literatura sobre a relação entre fibras musculares e modalidades esportivas. De acordo com McArdle, Katch e Katch (2016), a ativação de fibras de contração rápida é necessária aos esportes com paradas e arranques ou com mudanças de ritmo, como basquete, futebol, polo aquático, lacrosse ou hóquei de campo, pois essas atividades exigem fornecimento rápido de energia que apenas vias anaeróbicas são capazes de gerar. Logo, as fibras de contração rápida são características de atividades predominantemente anaeróbias, como *sprints*. A Tabela 2.1 apresenta uma relação da composição típica de fibras musculares em atletas de alto rendimento e em não atletas.

Tabela 2.1 – Composição do percentual de fibras em atletas de alto rendimento.

Esporte	% de fibras lentas (tipo I)	% de fibras rápidas (tipo IIx e IIa)
Maratonistas	70-80	20-30
Velocistas	25-30	70-75
Não atletas	47-53	47-53

Fonte: Powers; Howley, 2014, p. 179.

Atletas que precisam de potência, por exemplo, velocistas, têm maior quantidade de fibras do tipo II e um percentual baixo de fibras do tipo I. Já atletas *endurance*, como maratonistas, têm alto percentual de fibras lentas e baixo percentual de fibras rápidas, pois necessitam muito mais da capacidade aeróbia para desempenhar a modalidade. Vale ressaltar que não é somente os tipos de fibras musculares que determinam o sucesso nas modalidades, pois outras variáveis fisiológicas, psicológicas, ambientais e técnico-táticas podem determinar o sucesso ou o fracasso de um atleta.

Na tabela, ainda é observável a relação entre o sedentarismo e a quantidade de fibras musculares: indivíduos sedentários têm maior quantidade de fibras lentas.

Exercício resolvido

3. A musculatura esquelética humana é formada por diferentes tipos de fibras musculares com funções contráteis e altamente especializadas. As fibras musculares são classificadas de acordo com a quantidade de mitocôndrias, o nível de resistência à fadiga muscular, o sistema energético predominante, além de outras características específicas de cada fibra. Com base nisso, quais são as principais características da fibra muscular do tipo I?

a) São fibras de contração rápida e com sistema anaeróbio predominante.
b) São fibras de contração lenta e com sistema anaeróbio predominante.
c) São fibras de contração rápida e com alta resistência à fadiga.
d) São fibras de contração lenta e com alta resistência à fadiga.

Gabarito: d.
Feedback do exercício: As fibras musculares do tipo I, ou fibras de contração lenta, apresentam predominância do sistema aeróbio, com alta resistência à fadiga muscular, e são recrutadas em exercícios de baixa intensidade e longa duração, como em maratonas.

2.7 Componentes de controle do movimento

Como já vimos, as estruturas do encéfalo contribuem de maneira expressiva para o controle do movimento, uma vez que sua regulação depende de todas as estruturas que fazem parte desse circuito, e a lesão de algum componente prejudica o comportamento final do movimento.

Desse modo, as estruturas do encéfalo são responsáveis pelo controle do movimento ocular e do tônus muscular, pelo equilíbrio, pela sustentação do corpo contra a gravidade, entre outros reflexos especiais (Powers; Howley, 2014). São elas, portanto, que fornecem a sustentação do corpo, uma vez que mantêm a postura e todo o planejamento do movimento, bem como ativa as sinapses nervosas para que ocorra o movimento corporal. Assim, qualquer alteração das estruturas que compõem o encéfalo, prejudica o controle do movimento final.

Existem reflexos espinhais, gerados pela medula espinal, que fornecem ações de resposta à musculatura periférica. A medula espinhal é uma das estruturas que envia sinais provenientes do córtex motor primário até a parte periférica, e o mecanismo espinal pelo qual um movimento voluntário é traduzido em uma ação muscular apropriada é denominado **sintonização espinal** (Powers; Howley, 2014). Apesar das informações neuronais serem provenientes do córtex motor, há um refinamento dos movimentos motores a nível medular por meio de interações complexas entre esses sistemas. Para a produção, o ajuste e o refinamento do movimento, bem como a adaptação a uma sequência ordenada ou desenvolvimento de padrões complexos de execução de movimentos, existem diversas ações neuronais, envio de sinais e complexidades inerentes aos sistemas do SNC.

De acordo com Powers e Howley (2014), o controle do movimento voluntário exige um sistema complexo, com demandas de diversas estruturas, e combinação de sistemas para que ocorra de maneira ideal. Apesar da sequência não ser contínua e dos sistemas conversarem entre si, Powers e Howley (2014) esquematizaram, para fins didáticos, as etapas no plano de movimento.

Figura 2.14 – Controle voluntário do movimento

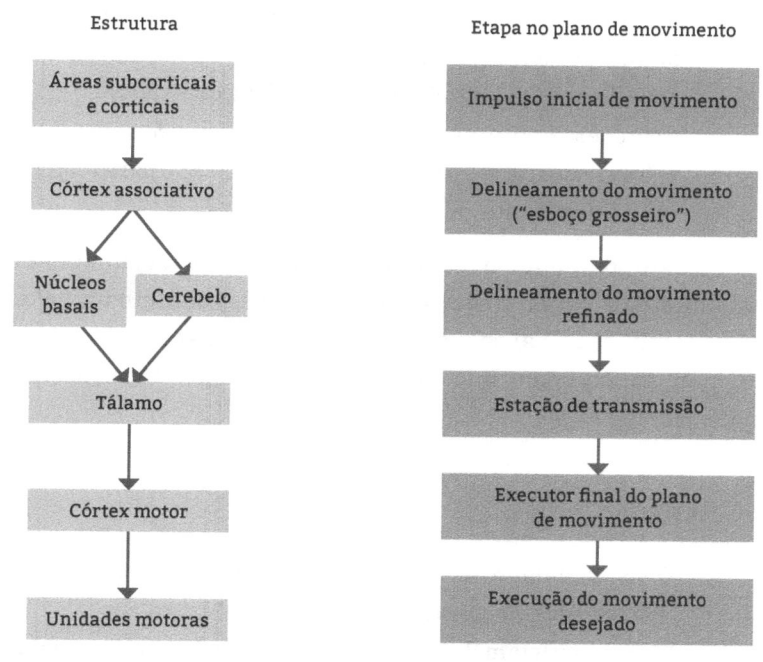

Estrutura	Etapa no plano de movimento
Áreas subcorticais e corticais	Impulso inicial de movimento
Córtex associativo	Delineamento do movimento ("esboço grosseiro")
Núcleos basais / Cerebelo	Delineamento do movimento refinado
Tálamo	Estação de transmissão
Córtex motor	Executor final do plano de movimento
Unidades motoras	Execução do movimento desejado

Fonte: Powers; Howley, 2014, p. 159.

Assim, a sequência de como o movimento é planejado, gerado e ajustado percorre as seguintes etapas:

1. as informações para planejar os movimentos saem das áreas corticais pré-motora e suplementar motora;
2. existem áreas de suporte para esse planejamento, como os gânglios da base, que ajudam a elaborar a sequência dos movimentos;
3. a informação é enviada para o córtex motor primário (área de execução);
4. as informações são enviadas para a medula, pelos tratos corticoespinhal e corticorrubroespinhal;
5. os neurônios motores são estimulados;
6. a musculatura esquelética é contraída;

7. a musculatura esquelética devolve informações quanto ao estiramento, à contração e à tensão para o cerebelo;
8. ao receber a informação, o cerebelo integra as informações do que foi **planejado** e do que foi **executado**;
9. o cerebelo envia informações de ajuste para o córtex motor primário, para que o movimento seja ajustado para melhorar o movimento.

Resumidamente, o movimento inicia seu planejamento e manda sinais para o córtex motor, as sinapses caminham pelo trato corticoespinhal para a medula espinhal, e as informações chegam ao motoneurônio, que recebe e executa a informação no músculo.

||| Síntese

- O sistema nervoso é divido em sistema nervoso central (SNC) e sistema nervoso periférico (SNP).
- No SNP, existem duas vias: a aferente, pela qual os sinais são devolvidos da periferia para a parte central do sistema, e a eferente, que envia os sinais da parte central para periferia. Na via eferente, há uma subdivisão em sistema nervoso autônomo e sistema nervoso somático. O sistema nervoso autônomo é subdividido, ainda, em sistema nervoso simpático (sistema de "fuga ou luta") e sistema nervoso parassimpático (sistema de "repouso e digestão").
- O sistema nervoso central contém o encéfalo e a medula espinhal. O encéfalo é subdividido em cérebro, tronco encefálico e cerebelo; o cérebro, por sua vez, em diencéfalo e telencéfalo; o tronco encefálico, em bulbo e ponte; e sem subdivisões no mesencéfalo e no cerebelo.
- No cérebro, o diencéfalo é subdivido em tálamo, hipotálamo, epitálamo e subtálamo, e contém substância branca e cinzenta. A substância branca é formada pelos axônios das células nervosas; a substância cinzenta, pelos corpos

celulares dos neurônios. Já o telencéfalo, que é a parte mais externa do cérebro, é dividido em cinco lobos: frontal, temporal, parietal, occipital e insular.

- O lobo frontal realiza funções executivas, estando o córtex motor inserido nesse lobo. O lobo parietal é responsável pela área sensoriomotora. O lobo temporal, pela audição. O lobo occipital cuida da visão. O lobo da ínsula é responsável pelo paladar.
- O córtex motor, que está inserido no lobo frontal, atende ao planejamento e à execução do movimento. Nesse córtex, está contida a área do córtex pré-motor, que armazena os movimentos aprendidos e auxilia o planejamento de sequências de movimentos. O córtex motor suplementar é responsável pela coordenação postural; e o córtex motor primário, por enviar informações para execução do movimento para a medula espinhal.
- A área somatossensorial é representada pelo homúnculo de Penfield, mesma representação, inclusive, do córtex motor primário. É nessa ilustração do homúnculo motor ou sensorial que se observa onde há maior quantidade de neurônios, que garante um movimento mais fino e coordenado.
- O cerebelo tem como funções: receber as informações geradas pelos músculos, ajustar os movimentos e enviar novamente o sinal para o movimento ser corrigido.
- Nos gânglios da base, os circuitos do putamen e do caudado auxiliam a base do movimento. O circuito do putamen possibilita que o ser humano desenvolva padrões de movimento complexos. Já com o circuito do caudado, que o ser humano consiga executar corretamente e com maestria uma sequência de movimentos.
- Com relação às conexões entre o córtex e medula espinhal, há dois caminhos em que ocorre essa ligação: pelo trato

corticoespinhal e pelo trato corticorrubroespinhal. No trato corticoespinhal, são estimulados os movimentos mais finos e rápidos; já no trato corticorubroespinhal, os movimentos mais grossos e lentos.

- Com relação às fibras musculares, elas são categorizadas em: fibras do tipo I e fibras do tipo II. As fibras do tipo I apresentam características específicas, como contração lenta, alto número de mitocôndrias, alta resistência à fadiga e sistema predominante aeróbio. São mais eficientes e sua coloração é avermelhada. Além disso, as fibras de contração lenta são mais recrutadas em atividades *endurance* muscular, por sua característica de baixa intensidade e longa duração.
- As fibras do tipo II têm outras características específicas, como contração rápida, baixo número de mitocôndrias e baixa resistência à fadiga. O sistema predominante é o anaeróbio, por isso são menos eficientes e com coloração branca. As fibras de contração rápida são mais recrutadas em atividades de alta intensidade e baixa duração, por exemplo, em *sprints* de corrida.
- Por fim, explicamos como os componentes de controle do movimento estão interligados e como ocorre o movimento nesse circuito. De modo geral, o movimento é primeiramente planejado nas áreas corticais motora e suplementar motora, e os gânglios da base e o circuito de putamen e caudado também ajudam nesse planejamento. Em seguida, a informação é enviada para o córtex motor primário, para que seja posteriormente transmitida para a medula, pelos tratos corticoespinhal ou corticorubroespinhal. Chegando à medula, a informação é encaminhada para o motoneurônio, a fim de que a musculatura se contraia. As informações são integradas pelo cerebelo, para que haja um reajuste e contínua movimentação motora.

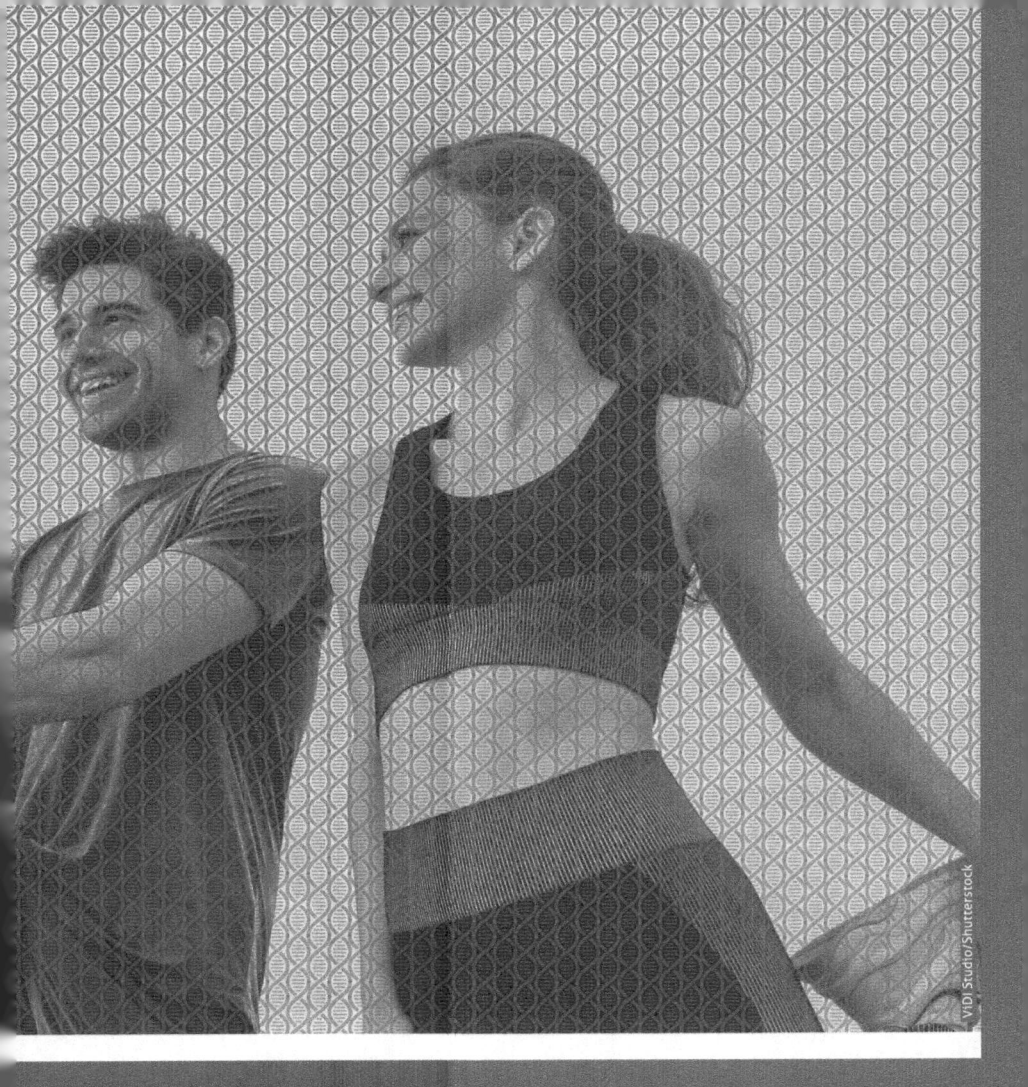

Capítulo 3

Metabolismo e exercício

Conteúdos do capítulo

- Metabolismo e exercício.
- Metabolismo energético.
- Nutrientes primários utilizados como fontes energéticas.
- Produção anaeróbia de ATP.
- Necessidades energéticas em repouso.
- Transições fisiológicas do repouso ao exercício.

Após este capítulo você será capaz de:

1. indicar a ação do metabolismo energético;
2. apontar as necessidades energéticas para a manutenção corporal durante o repouso;
3. descrever as adaptações metabólicas durante e após o exercício;
4. compreender o processo de regulação hormonal durante o exercício.

Para que possamos desempenhar qualquer atividade cotidiana ou mesmo desenvolver um exercício físico, é preciso que o corpo, por meio de seus diversos sistemas biológicos, realize transformações bioquímicas com o intuito de gerar energia para que seja utilizada nessas atividades. A energia é uma forma de combustível vital aos processos corporais, empregada, por exemplo, na contração muscular.

Os substratos energéticos utilizados pelo corpo humano são obtidos de macronutrientes (carboidratos, gorduras e proteínas), contidos em variados alimentos, os quais sofrem quebra de suas moléculas para que os processos biológicos de obtenção de energia ocorram e possibilitem utilizá-la conforme a demanda.

A demanda energética está ligada às exigências das atividades desempenhadas. Mesmo durante o repouso, o corpo necessita de um nível básico de nutrientes para que consiga manter os sistemas vitais em pleno funcionamento. Assim, quando iniciamos alguma modalidade de exercício físico, os requisitos por substrato energético são maiores, a fim de suprir as necessidades ocasionadas pelo estresse provocado pela prática.

3.1 Metabolismo e exercício: considerações iniciais

Para compreender as adaptações metabólicas ao exercício físico, é preciso, antes, compreender o conceito de metabolismo. Como sabemos, *metabolismo* é a totalidade das reações químicas que geram reações anabólicas e catabólicas. As reações metabólicas visam: obter energia para o organismo; formar macromoléculas; e converter nutrientes em moléculas por meio de atividades específicas de degradação de biomoléculas e secreção de compostos metabólicos.

Nesse sentido, podemos assumir que a função principal do metabolismo é produzir energia. A energia é uma exigência de todas as células para que possam desempenhar seus papéis. Nesse sentido, as vias bioquímicas no interior das células são capazes de transformar alimentos (macronutrientes, como proteínas, lipídeos etc.) em energia biologicamente utilizável. A partir disso, obtêm-se energia para suprir as demandas do organismo durante as atividades diárias e/ou esportivas.

Exemplificando

Um corredor que pretende correr uma maratona necessita de substrato energético para que consiga responder de maneira efetiva à prova. Para isso, é indicado o consumo de carboidratos antes e durante a prova (conforme estratégia nutricional traçada), a fim de que os estoques energéticos sejam repostos. Dessa forma, com os estoques de carboidratos disponíveis, as células transformam, por meio de reações metabólicas, o carboidrato em energia, o que permite que o atleta tenha condições físicas de finalizar a prova. Por isso, comumente, quando há a transmissão de prova, como na maratona dos jogos olímpicos, vemos atletas consumindo alimentos no percurso da prova.

3.1.1 Metabolismo energético

Você já parou para pensar como o que consumimos em forma de alimento é capaz de gerar energia para que possamos desempenhar diferentes atividades? Essa transformação dos macronutrientes, presentes nos alimentos, em energia empregada durante as atividades só é possível graças ao metabolismo energético, o qual, por meio de diversas reações químicas, armazena e libera energia gerada a partir de nutrientes. A esse processo de conversão de nutrientes alimentares em energia biologicamente utilizável dá-se o nome de **bioenergética**.

A bioenergética é responsável pela captura, pela transformação e pelo emprego da energia. Vamos relembrar como ocorrem os processos bioenergéticos, mas, para isso, precisamos revisar a formação da estrutura celular. Primeiramente, relembremos a função das células. As células são estruturas altamente especializadas: embora nem todas realizem as mesmas funções, são capazes de sintetizar compostos necessários para manter em funcionalmente a vida celular. Os compostos sintetizados podem ser orgânicos (compostos que contêm carbono em sua composição) ou inorgânicos (compostos livres de carbono em sua composição) (Mcardle; Katch; Katch, 2016).

Para que a célula consiga realizar suas funções, ela conta com uma estrutura bem definida, dividida em três partes principais:

1. **Membrana celular**: composta por uma membrana semipermeável que, haja vista essa característica, consegue regular a entrada de substâncias tanto para o ambiente intracelular quanto para o meio extracelular. A membrana celular tem ainda o objetivo de separar os componentes celulares do ambiente extracelular.
2. **Núcleo**: conhecido por seu formato esférico, está localizado no interior da célula. É formado por DNA, ou seja, contém o componente genético da célula que controla a atividade celular.
3. **Citoplasma**: ou sarcoplasma, nas células musculares, é um componente líquido que envolve o núcleo celular e está contido nos limites da membrana celular. Nesse ambiente líquido, são encontradas as organelas, que realizam funções específicas de cada célula. As mitocôndrias, por exemplo, são as organelas responsáveis pela conversão dos alimentos em energia biologicamente utilizável.

Figura 3.1 – Estrutura celular

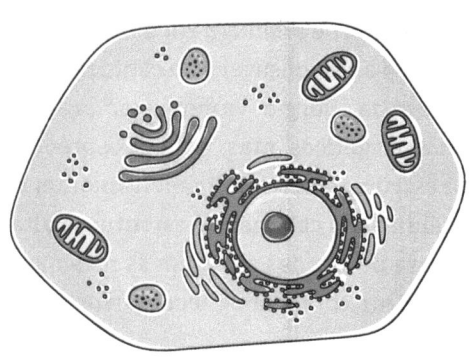

Daniela Barreto/Shutterstock

Agora, precisamos compreender os processos que favorecem a transformação energética. Primeiramente, a energia pode ser química, mecânica, elétrica etc., e tais formas de energia são passíveis de transformação, isto é, são intercambiáveis.

Exemplificando

Imagine um praticante de musculação que está realizando o exercício de *leg press* com uma carga de aproximadamente 100 kg. Para que esse praticante consiga finalizar o exercício, é exigida a ativação muscular dos músculos quadríceps da coxa, do glúteo máximo e dos músculos posteriores da coxa. Nesse sentido, cabe ao sistema bioenergético promover reações que transformem a energia química (macronutrientes) em energia mecânica (movimento realizados para suportar e mover a carga). Assim, a fim de suprir as necessidades do exercício, a energia química foi transformada em energia mecânica.

Para que essas transformações aconteçam, é necessária a ocorrência de uma série de reações bioquímicas, reguladas por mecanismos de ação diferenciados. Quanto à forma de liberação ou consumo de energia, as reações são endergônicas quando há a exigência de liberação de energia antes do acontecimento da reação. Já as reações que geram energia como resultado da reação química são denominadas *reações exergônicas*. As reações acopladas, por sua vez, ocorrem quando se cria uma dependência mútua entre as reações; nesse sentido, uma reação exergônica (que libera energia) pode ser utilizada como percursora de uma reação seguinte que necessitará da energia liberada pela primeira reação. Desse modo, nas reações acopladas, uma reação necessita da outra para seu efetivo funcionamento.

As ações de oxidação-redução são um exemplo de reações acopladas, pois uma molécula só pode ser oxidada caso receba um elétron. Na reação de oxirredução ocorre a oxidação, processo no qual é realizada a retirada de um elétron (de uma molécula ou átomo) por um agente redutor (que doa elétrons). O processo de adição de um elétron é denominado *redução* e ocorre por meio de um agente oxidante (que recebe o elétron). Nas reações de oxidação-redução, geralmente acontece a transferência das moléculas de hidrogênio em conjunto com seus elétrons, ou seja, quando há a transferência de uma molécula de hidrogênio, há também a transferência de elétrons, ocorrendo, dessa forma, a oxidação, enquanto a molécula que recebe o hidrogênio é reduzida. Esse processo também é observável nas moléculas NAD, em que sua forma oxidada é descrita como *NAD^+*, e sua forma reduzida é conhecida como *NADH* (Mcardle; Katch; Katch, 2016).

||| O que é?

As **moléculas NAD** são coenzimas que participam de diversos processos bioquímicos, como respiração celular, obtenção de energia, expressão gênica etc., sendo formadas pela base nitrogenada adenina. Sua função principal é funcionar como um aceptor de moléculas de hidrogênio que serão utilizadas em outras reações.

Para que as reações bioquímicas ocorram, é preciso que haja determinado nível de energia de ativação (energia necessária para iniciar as reações). Nesse sentido, as enzimas atuam como controladoras da energia de ativação. Com a redução da energia de ativação, a partir do trabalho enzimático, ocorre o aumento da velocidade das reações bioquímicas, o que, consequentemente, contribui para a taxa de formação do produto da reação (Mcardle; Katch; Katch, 2016). Durante o exercício físico, as vias bioenergéticas são desafiadas a manter o suprimento energético dos músculos em atividade. Para isso, é necessário que ocorra a transformação da energia química (macronutrientes ingeridos e disponíveis no organismo) em energia mecânica (expressa sob a forma de trabalho). Esse processo é possibilitado por reações bioquímicas que acontecem no interior das células, respeitando a especificidade de cada célula.

3.2 Fontes energéticas: nutrientes primários

Para que o corpo humano possa desempenhar suas funções, é preciso que seja feita a extração de energia dos alimentos consumidos. Para tanto, os alimentos são quebrados em macromoléculas: carboidratos, proteínas ou lipídeos.

Os **carboidratos** são responsáveis pelo fornecimento rápido de energia; compostos por átomos de carbono, hidrogênio e oxigênio, 1 g de carboidrato pode fornecer até 4 kcal. Os carboidratos são classificados de acordo com a quantidade de açúcar (sacarídeos) em: monossacarídeos – açúcares simples, como glicose ou frutose –; dissacarídeos – dois monossacarídeos, como na união de glicose e frutose, originando a sacarose, precursor do açúcar utilizado em diversas receitas –; e polissacarídeos – carboidratos complexos que podem ter origem vegetal, como é o caso da celulose, que não é processada pelo organismo humano, e também do amido, processado pelo organismo a partir da quebra dos polissacarídeos em monossacarídeos, e polissacarídeos de origem animal, como o glicogênio, que é armazenado nas células para manutenção das necessidades energéticas (Powers; Howley, 2014).

As **gorduras** são compostas por carbono, hidrogênio e oxigênio, assim como os carboidratos; no entanto, apresentam uma proporção maior de carbono e oxigênio e um maior fornecimento energético: uma grama de gordura pode fornecer até 9 kcal de energia. As gorduras podem ser classificadas em: ácidos graxos – forma primária da gordura, utilizada como fonte energética pela musculatura corporal –; triglicerídeos – forma de armazenamento dos ácidos graxos, sendo retidos principalmente nas células adiposas, mas também podem ser encontrados no tecido musculoesquelético –; fosfolipídios – não são utilizados como fonte energética, desempenham função estrutural na membrana celular –; e esteroides – assim como os fosfolipídios, não são utilizadas como percursores energéticos e desempenham função estrutural na membra celular, bem como realizam a sintetização de hormônios sexuais, no caso do colesterol. O emprego da gordura como fonte energética exige lipólise, isto é, a quebra dos triglicerídeos em ácidos graxos e glicerol. Durante o exercício físico, as moléculas de gorduras são recrutadas em exercícios de longa duração (Powers; Howley, 2014).

Já as **proteínas** correspondem a cadeias de aminoácidos formadas por ligações peptídicas. As proteínas fornecem níveis energéticos semelhantes aos carboidratos: 1 g é capaz de gerar 4 kcal. Os aminoácidos são essenciais na formação de tecidos e enzimas, por exemplo. No entanto, alguns aminoácidos não são sintetizados pelo corpo humano, sendo imprescindível seu consumo durante a alimentação. O emprego da proteína como fonte energética depende da quebra das cadeias de aminoácidos. A quebra dos aminoácidos pode gerar energia a partir da conversão da alanina em glicose no fígado, sendo utilizada na síntese do glicogênio. O glicogênio hepático é transformado (degradado) em glicose e, através da circulação sanguínea, transportado ao músculo, a fim de ser utilizado como fonte energética. Ainda, é possível obter energia das proteínas via conversão dos aminoácidos em intermediários metabólicos nas células musculares (Powers; Howley, 2014).

Exercício resolvido

1. Considere a seguinte situação:

   J.C. é um atleta amador de corrida e, nos próximos dias, participará de sua primeira maratona (42,195 km). Para que consiga realizar a prova de maneira satisfatória, J.C. está traçando um plano alimentar baseado em carboidratos, proteínas e gorduras, pois é sabido que, durante os esforços exigidos pelo exercício físico, é necessário que as vias bioenergéticas transformem energia química, proveniente dos alimentos, em energia mecânica.

   Sobre os nutrientes primários utilizados como fonte energética para o exercício, avalie as sentenças a seguir quanto à sua veracidade.

   I. Os carboidratos são classificados de acordo com a quantidade de sacarídeos, podendo ser: monossacarídeos, dissacarídeos, trissacarídeos.
   II. As moléculas de carboidrato fornecem energia rapidamente, podendo ser de origem vegetal ou amido.
   III. As gorduras têm uma proporção maior de carbonos em sua composição, além disso fornecem mais energia que os carboidratos.
   IV. Os ácidos graxos são a forma percursora de energia muscular, e o ganho energético depende do processo de glicólise.
   V. As proteínas têm fornecimento energético semelhante aos carboidratos; são formadas por cadeias de aminoácidos, que são quebrados para utilização da molécula como percursor energético.

É correto afirmar que:
a) I e III são verdadeiras.
b) I e IV são falsas.
c) I, IV e V são verdadeiras.
d) II, III e IV são verdadeiras.

Gabarito: b.

Feedback do exercício: A alternativa I é falsa, pois os carboidratos, classificados de acordo com o número de sacarídeos, podem ser: monossacarídeos, dissacarídeos ou polissacarídeos. A afirmativa IV também é falsa, pois o processo responsável pela quebra das moléculas de gordura, para subsequente utilização como percursora energética, é a lipólise.

3.3 Fosfato de alta energia: ATP e ADP

O **trifosfato de adenosina (ATP)** é a molécula transportadora de energia celular mais importante, conhecida como *doadora universal de energia*, sendo utilizada como fonte de energia imediata para a contração muscular. As moléculas de ATP são compostas por adenina, ribose e três fosfatos ligados. O ATP transforma a energia liberada na quebra dos alimentos em energia biologicamente útil nos processos corporais (exemplo: contração muscular), e é formado a partir da combinação entre o **difosfato de adenosina (ADP)** e o fosfato inorgânico. Essa combinação requer alta quantidade de energia, por isso é denominada *ligação de alta energia*. A enzima ATPase quebra a ligação entre o ADP e o fosfato inorgânico, liberando a energia para o uso (Neder; Nery, 2002; Mcardle, Katch, Katch, 2016).

A ativação muscular durante o exercício requer suprimentos de ATP para que o fornecimento energético seja efetivo, mas as células musculares têm capacidade reduzida de armazenamento de ATP. Por isso, as células necessitam de vias metabólicas (aeróbias e anaeróbicas) que produzam de maneira rápida ATP para o suprimento das demandas energéticas (Neder; Nery, 2002; Mcardle, Katch, Katch, 2016). A formação do ATP pode acontecer por meio de três processos distintos: quebra da fosfocreatina (PC), degradação da glicose ou do glicogênio e processo de oxidação.

3.3.1 Produção anaeróbia de ATP

A formação de ATP por meio das vias anaeróbias não requer a presença de O_2, uma vez que ocorre por meio das vias glicólise e PC, processo descrito no esquema a seguir.

$$PC + ADP \longrightarrow ATP + C$$

Esse processo de produção é o mais rápido para se obter ATP; para tanto, ocorre a doação do grupo fosfato e também a energia de ligação da fosfocreatina (PC) ao ADP, a fim de formar a molécula energética ATP. A enzima creatina quinase participa dessa reação de quebra, aumentando a velocidade do processo. No entanto, em razão do limitado armazenamento de PC nas células musculares, a produção de ATP, por meio dessa reação, torna-se limitada. O sistema de fosfogênio (combinação entre o ATP produzido e o PC) é responsável, no início do exercício físico (considerando a limitação de armazenamento de PC), pelo fornecimento energético para contração muscular, sobretudo em exercícios intensos de curta duração (Neder; Nery, 2002; Mcardle, Katch, Katch, 2016).

Exemplificando

Uma prova muito conhecida no atletismo é a prova de 100 metros rasos. Os atletas, em geral, levam poucos segundos para concluir essa distância: o atual recordista fez o percurso em 9,58 segundos. Durante uma prova de corrida de 100 m, os atletas necessitam de uma boa capacidade explosiva para atingir altas velocidades.

Haja vista, portanto, essas características da modalidade, o sistema ATP-PC é recrutado para fornecimento de energia a fim de realizar a contração muscular. Assim, atividades que exigem um rápido suplemento energético de ATP acionam, em geral, o sistema ATP-PC, no qual está envolvida penas uma enzima: a creatina quinase.

Ainda, outra forma de produção do ATP sem a presença de O_2 é a partir da glicólise, processo pelo qual ocorre a quebra das moléculas de glicose ou glicogênio, resultando na formação de duas moléculas de piruvato e duas moléculas de ATP. Assim, através da transferência de energia obtida na quebra da molécula de glicose, há a união do piruvato ao ADP, processo que demanda a participação de várias enzimas e reações acopladas (Neder; Nery, 2002; Mcardle, Katch, Katch, 2016). O processo da glicólise está descrito no fluxograma apresentado a seguir

Figura 3.2 – Glicólise

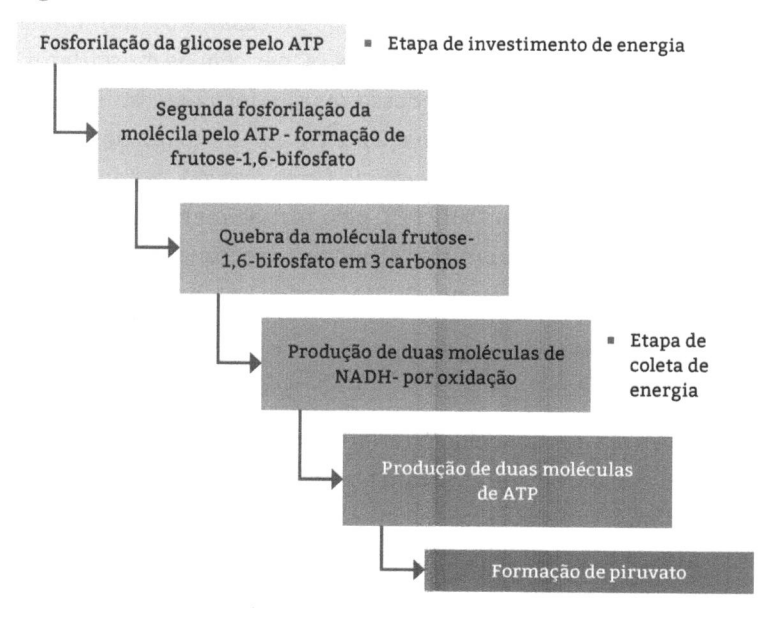

- Fosforilação da glicose pelo ATP — Etapa de investimento de energia
- Segunda fosforilação da molécila pelo ATP - formação de frutose-1,6-bifosfato
- Quebra da molécula frutose-1,6-bifosfato em 3 carbonos
- Produção de duas moléculas de NADH- por oxidação — Etapa de coleta de energia
- Produção de duas moléculas de ATP
- Formação de piruvato

A glicólise apresenta duas fases no que diz respeito à ligação do piruvato: (1) a fase de investimento de energia, na qual se utiliza o ATP armazenado para que possam ser formados os fosfatos a partir do açúcar; e a fase de coleta de energia, na qual de fato são formadas as moléculas energéticas (2 moléculas de ATP, caso a a glicose seja utilizada, ou 3 ATP, caso o substrato provenha do glicogênio) (Neder; Nery, 2002; Mcardle, Katch, Katch, 2016).

Comumente, durante as reações, ocorre a remoção do hidrogênio dos nutrientes, e estes são transportados por moléculas transportadoras, as chamadas *NAD⁺* e *FAD*, as quais têm como função transportar o hidrogênio para que, posteriormente, seja utilizado nas reações de produção de ATP (a partir de processos aeróbios).

Já na glicólise, o hidrogênio é removido do gliceraldeído 3-fosfato e, então, combina-se ao piruvato – essa ligação acontece pela molécula NAD⁺, que se transforma em NADH (forma reduzida). Essa molécula objetiva unir um hidrogênio (caso haja outros hidrogênios disponíveis, eles ficam soltos na molécula). Tal processo é fundamental, pois se as moléculas de NAD⁺ não forem disponibilizadas em quantidade ideal, o processo de glicólise pode ser comprometido (Neder; Nery, 2002; Mcardle, Katch, Katch, 2016).

Exercício resolvido

2. Durante o exercício físico, os sistemas corporais estão expostos ao estresse causado pela quebra da homeostase corporal, motivo pelo qual o corpo trabalha para que haja o retorno do equilíbrio entre os sistemas. Uma forma de retorno à homeostasia é pelo fornecimento de energia, que, em geral, é proveniente dos nutrientes (carboidratos, gorduras e proteínas) que são quebrados em moléculas biologicamente utilizáveis e devidamente armazenados. O fornecimento de energia para

os sistemas ocorre pela molécula adenosina trifosfato (ATP), conhecida como *moeda energética*. Sobre a produção anaeróbia de ATP, assinale a alternativa **incorreta**:

a) A produção anaeróbia de ATP não é dependente da presença de moléculas de oxigênio e pode ser realizada por duas vias diferentes: glicólise e PC.

b) A produção de ATP por meio da via PC é a forma mais rápida de obtenção da molécula, mas tem capacidade limitada de produção de ATP.

c) O produto final após o processo de glicólise é a formação de duas moléculas de piruvato e de duas moléculas de ATP.

d) Na glicólisen ocorre a quebra das moléculas de glicose ou glicogênio, e a presença da enzima creatina quinase permite a quebra das moléculas de glicose para formação de ATP.

Gabarito: d.

***Feedback* do exercício**: A enzima creatina quinase é utilizada no processo de produção de ATP pela via PC. A via PC realiza a quebra da molécula de fosfocreatina (PC) doando seu grupo energético ao ADP. A produção de ATP por essa via é limitada, haja vista a pouca capacidade do músculo em estocar PC, por isso é utilizada apenas nos segundos iniciais do exercício.

3.3.2 Produção aeróbia de ATP

Diferentemente da produção anaeróbia, na qual não há presença de O_2, a produção anaeróbia somente ocorre na presença de O_2, a fim de que as reações químicas aconteçam de maneira efetiva. A produção de ATP, por meio aeróbio, ocorre dentro da mitocôndria e é denominada *fosforilação oxidativa*, podendo ser efetivada via ciclo de Krebs, ciclo do ácido cítrico e cadeia de transporte de elétrons (Mcardle; Katch; Katch, 2016). A produção aeróbica de

ATP ocorre em três etapas, conforme representado no esquema a seguir.

Figura 3.3 – Estágios de produção aeróbia de ATP

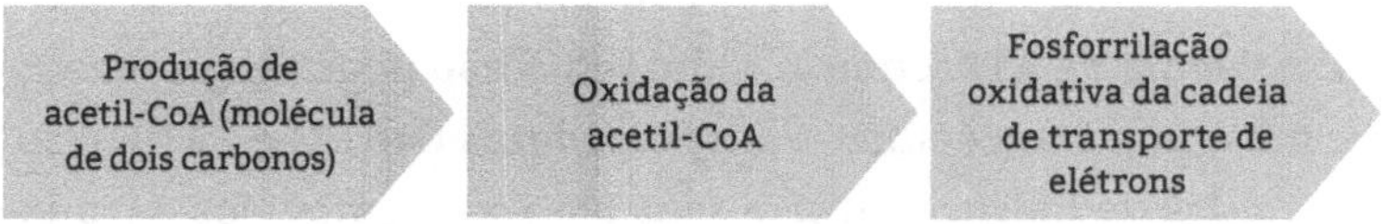

Produção de acetil-CoA (molécula de dois carbonos) → Oxidação da acetil-CoA → Fosforrilação oxidativa da cadeia de transporte de elétrons

O **ciclo de Krebs** atua na reação de oxidação, ou seja, na remoção do hidrogênio das moléculas utilizadas como percursoras para o processo, que podem ser carboidratos, gorduras ou proteínas. O hidrogênio é removido porque dele é retirada a energia contida nas moléculas de alimentos. Essa remoção acontece a partir das moléculas transportadoras de hidrogênio NAD^+ e FAD (Mcardle; Katch; Katch, 2016).

O ciclo de Krebs, processo inicial da formação aeróbia do ATP, remove a energia presente nas moléculas de hidrogênio na presença de uma molécula de acetil-CoA. Essa molécula é derivada da quebra de moléculas de gorduras, proteínas e carboidratos ou ainda a partir do piruvato (formado pela quebra de moléculas de proteína). Na reação de glicólise, são formadas duas moléculas de piruvato, que é formado quando se liga à molécula de O_2 e converte-se em duas moléculas de acetil-CoA. Assim, a glicólise acarreta o funcionamento de duas rodadas do ciclo de Krebs. O produto obtido a cada ciclo de Krebs são 3 moléculas de NADH e 2 moléculas de FADH. Cada NADH pode formar 2,5 moléculas de ATP, e cada FADH pode formar 1,5 molécula de ATP. Além dos percursores energéticos NADH e FADH, durante o ciclo de Krebs ocorre a formação do trifosfato de guanosina (GTP); o GTP é capaz também de formar ATP (Mcardle; Katch; Katch, 2016).

Então, o ciclo de Krebs, a partir da oxidação de gorduras, carboidratos e proteínas, produz moléculas que passam pela cadeia transportadora de elétrons e contribui, assim, para a produção energética, além de produzir moléculas de CO_2. Após as reações do ciclo de Krebs, a produção final do ATP acontece na cadeia transportadora de elétrons (Mcardle; Katch; Katch, 2016). Nela é utilizada a energia presente nas moléculas NADH e FADH para o processo de fosforilação do ADP com vistas à sua transformação na molécula de ATP. Como o hidrogênio não pode reagir diretamente com as moléculas transportadoras (NADH e FADH), as moléculas de hidrogênio têm seus elétrons removidos e transportados através dos citocromos (uma série transportadora de elétrons). Durante esse transporte dos elétrons, ocorre a liberação de energia, utilizada, posteriormente, para a fosforilação do ADP, formando, assim, o ATP. Ao final da cadeia de transporte de elétrons está presente o oxigênio (sem oxigênio disponível, não há a possibilidade de continuar o processo), pois atua como um aceitador dos elétrons, passando-os adiante no processo (Powers; Howley, 2014; Mcardle; Katch; Katch, 2016).

Na sequência, incia-se o processo denominado *hipótese quimiosmótica*, que consiste na liberação de moléculas de hidrogênio para fora da célula pelo processamento das moléculas de NADH e FADH, ocorrendo o acúmulo de hidrogênio (H$^+$). Então, o H$^+$ é utilizado como fonte de energia para produção de ATP a partir da combinação de piruvato e ADP (Mcardle; Katch; Katch, 2016).

3.4 Necessidades energéticas em repouso

Mesmo quando não estamos realizando algum exercício físico, nosso corpo necessita de energia para que seus sistemas continuem funcionando. A necessidade energética é observada, inclusive, durante o sono, ainda que de maneira reduzida quando comparada ao estado acordado.

A **taxa metabólica basal** (TMB) corresponde à demanda mínima de energia utilizada pelo corpo, no estado acordado, para realizar as funções vitais. A TMB é compreendida como a soma das fontes de produção de calor pelo corpo humano e representa de 60% a 75% do gasto energético total de uma pessoa sedentária. Os valores da TMB são influenciados por fatores como sexo, idade, tamanho corporal global e massa corporal livre de gordura, variando entre 160 ml/min a 290 ml/min; convertidos tais valores em calorias, temos o consumo de 0,8 kcal/min a 1,43 kcal/min (Powers; Howley, 2014).

A TMB é influenciada pelo **gasto energético diário total** (GEDT), que está condicionado ao efeito térmico da alimentação e da atividade física, considerando o trabalho, as atividades diárias no lar e as atividades esportivas. Por fim, o gasto energético diário total está condicionado também à **taxa metabólica de repouso** (TMR), que considera o metabolismo ao dormir, o metabolismo basal e o metabolismo ao acordar. Cabe ressaltar que a TMB e a TMR diferenciam-se, pois, na TMR, é considerado o metabolismo ao dormir, e os valores de TMR costumam ser um pouco superiores quando comparados à TMB.

A Lei da Área Superficial trata, justamente, sobre um dos fatores capazes de influenciar a TMB e considera a relação entre a produção de calor e o tamanho da superfície corporal. No entanto, a aplicação dessa lei não é igualitária entre todas as espécies, podendo ser aplicada a seres humanos, mamíferos e pássaros. De acordo com a Lei da Área Superficial, é possível estabelecer diferenças da TMB e da TMR entre os sexos em relação ao gasto energético. Considerando-se o gasto energético a partir da relação kcal/m^2/hora, observa-se que mulheres apresentam a TMR de 5% a 10% quando comparadas aos homens; isso ocorre em virtude das diferenças na composição corporal entre homens e mulheres, uma vez que as mulheres apresentam maior gordura corporal e menor massa livre de gordura que os homens. Tais relações explicam, ainda, as diferenças observadas na TMB no decorrer da vida, pois, com o envelhecimento, ocorre o aumento da gordura corporal, o que gera uma redução de 2% a 3% da TMB a cada década em homens e mulheres (Powers; Howley, 2014).

3.4.1 Fatores que afetam o gasto energético diário total (GEDT)

A atividade física é o fator de maior influência sobre o GEDT, sendo responsável, em condições normais, por 15% a 30% do gasto energético diário total. Nesse sentido, durante a realização de um exercício que tenha como exigência o recrutamento dos grandes grupos musculares, como é o caso da corrida, é possível que a taxa metabólica permaneça até 10 vezes maior que durante o repouso.

A termogênese induzida pela dieta é outro fator capaz de influenciar o GEDT, em uma taxa de 10% a 30%, dependendo do alimento consumido. O aumento do metabolismo energético acontece em virtude do consumo de alimentos, e isso decorre do efeito térmico dos grupos alimentares, que é composto pela **termogênese obrigatória** – energia necessária para a realização dos processos de digerir, absorver e processar os nutrientes presentes nos alimentos – e **termogênese facultativa** – energia requerida para ativação do sistema nervoso simpático. Em geral, o efeito térmico máximo do alimento ocorre 1 hora após o consumo, podendo variar entre os indivíduos. O efeito termogênico após a alimentação acarreta a ativação do processo digestivo. Em indivíduos com sobrepeso, observa-se uma resposta calorimétrica reduzida, contribuindo para o acúmulo de gordura, já que, com a supressão desse processo, não é fornecida energia extra necessária para o fígado sintetizar proteínas ou, ainda, para transformar os aminoácidos em glicose (Neder; Nery, 2002).

Ainda, o efeito calorigênico dos alimentos é outro fator que influencia o GEDT. Essa variável demonstra que o efeito calorigênico do alimento é maior durante o exercício do que em estado de repouso. Nesse sentido, a atividade física aumenta a termogênese induzida pela dieta, podendo chegar a um aumento de até 28% entre os estados ativo e em repouso.

Os fatores ambientais também influenciam o consumo energético. Por exemplo, pessoas que vivem em regiões onde o clima é predominantemente tropical apresentam a TMR mais alta quando comparadas às pessoas que vivem em regiões com clima mais temperado. Climas quentes exigem maiores atividades das glândulas sudoríparas e modificam a dinâmica circulatória, resultando em maior taxa metabólica. No clima frio, para a manutenção da estabilidade da temperatura corporal, o metabolismo precisa trabalhar com uma taxa aumentada. No entanto, o aumento do metabolismo durante o frio, está relacionado à composição corporal (quantidade de gordura corporal) e à capacidade da roupa em manter o calor (Neder; Nery, 2002).

3.5 Transições fisiológicas do repouso ao exercício

Pensemos na seguinte situação-problema: você está sentado em um banco em repouso, levanta-se e inicia uma corrida de 400 m, a qual pretende realizar no menor tempo possível. Para que você consiga finalizar o exercício, seu corpo precisará adaptar-se rapidamente, aumentando a produção de ATP; para tanto, seu sistema musculoesquelético realizará as adaptações metabólicas necessárias, regulando seu consumo de O_2, caso contrário, mal conseguiria iniciar a corrida (Powers; Howley, 2014). Por exemplo, quando o corpo é exposto a um exercício moderado, o consumo de oxigênio tende a aumentar rapidamente, atingindo a estabilidade em 1 a 4 minutos.

Esse fato está relacionado às fontes de fornecimento energético (produção de ATP) no início do exercício. Como vimos, a via ATP-PC, limitada em relação ao armazenamento de PC no músculo, é a primeira via a ser ativada no exercício, seguida pela ativação do processo de glicólise. Assim, ao migrar do estado de repouso para o estado ativo, ocorre uma alta produção de ATP a partir do sistema ATP-PC que, logo em seguida, é diminuída, tendo em vista a redução sistemática de PC. Então, o processo de glicólise, a partir do segundo minuto de exercício, contribui para a formação de energia; e considerando a efetividade dessas vias, a taxa de produção de ATP aumenta significativamente. No entanto, a concentração de ATP no músculo permanece praticamente inalterada. Cabe lembrar que esses processos ocorrem sem a presença de oxigênio. Quando o consumo de O_2 atinge um estado estável (de 1 a 4 minutos após o início do exercício), inicia-se o processo aeróbio de produção de ATP. Ressalta-se que, durante as transições do repouso ao exercício, diversas vias bioenergéticas são ativadas, ligando vários sistemas metabólicos que funcionam conjuntamente (Powers; Howley, 2014).

Perguntas & respostas

1. **Como podemos obter informações sobre o metabolismo na transição repouso/exercício?**

    Com base na mensuração do consumo de O_2 em momentos distintos (repouso e em atividade), uma vez que é possível obter dados quantitativos relacionados ao metabolismo aeróbio durante a realização do exercício físico.

A transferência de energia para a adaptação ao exercício depende da intensidade da atividade. Por exemplo, em uma simples transição da posição sentada para uma caminhada leve, a transferência de energia aumenta cerca de 4 vezes. Durante o repouso, o corpo armazena em torno de 80 g a 100 g de ATP, o que representa 2,4 mmol de ATP/Kg de músculo, reserva energética suficiente para realizar e manter por alguns segundos um exercício físico de alta intensidade.

Quanto ao consumo de oxigênio, no início do exercício há *déficit de oxigênio*, termo relativo à diferença no consumo de oxigênio entre os momentos iniciais da atividade física e após se ter alcançado a estabilidade no consumo de O_2. Em indivíduos treinados, o déficit de oxigênio observado é menor, pois o estágio de manutenção/estado estável de consumo de O_2 é alcançado mais rápido se comparado a indivíduos destreinados.

Perguntas & respostas

2. **Você saberia explicar a diferença adaptativa no consumo de O_2 entre indivíduos treinados e destreinados?**

   Tendo em vista as adaptações cardiovasculares e metabólicas produzidas pela prática de exercícios físicos, os indivíduos treinados parecem ter uma capacidade bioenergética aeróbica superior, em virtude das adaptações dos sistemas ao exercício. Nesse sentido, observa-se, em indivíduos treinados, que a produção de ATP já está ativa mesmo antes do início do exercício, havendo uma menor necessidade de produção de H+ e lactato, o que favorece o desenvolvimento da produção de energia.

O glicogênio muscular, armazenado na musculatura recrutada durante o exercício, fornece boa parte da energia necessária para que haja a adaptação entre os estados de repouso/ativo. Após a utilização do glicogênio muscular, os substratos passam a ser providos pelo fígado e pela musculatura subjacente à musculatura ora utilizada, suprindo entre 40% e 50% da energia necessária. A energia restante é fornecida a partir do catabolismo de gorduras e proteínas (Mcardle; Katch, Katch, 2016). Ainda, na transição repouso/exercício, está em andamento, no sistema circulatório, a adaptação metabólica, especificamente a pressão arterial média e o débito cardíaco.

O que é?

A **pressão arterial média** (PAM) corresponde à força realizada pelo sangue sobre a parede das artérias durante o ciclo cardíaco. Em repouso, a pressão arterial média é de 93 mmHg em geral, sendo mais baixa que a média da pressão sistólica e diastólica. Pode ser calculada pela seguinte equação:

$$PAM = PA\ diastólica + (0{,}333(PA\ Sistólica - PA\ diastólica))$$

Em estado de repouso, o fluxo sanguíneo é menor, isto é, funcionam menos capilares que os disponíveis no músculo. Quando há o aumento das exigências físicas, o fluxo sanguíneo aumenta, pois alguns capilares, que antes não estavam sendo utilizados, passam a receber sangue para irrigação muscular, e o fluxo sanguíneo tem um aumento linear em relação à intensidade do exercício físico. Nesse sentido, há um aumento do débito cardíaco, até que seja atingido um estado de estabilidade.

Logo, os sistemas corporais realizam adaptações rápidas para que sejam atendidas as necessidades energéticas durante o exercício físico. A modulação desses sistemas está de acordo, sobretudo, com a intensidade do exercício. Quanto à produção de ATP, o corpo utiliza os estoques disponíveis, mudando a via de produção quando não há mais biodisponibilidade de componentes como a fosfocreatina (PCr). As adaptações de transição do estado de repouso ao estado ativo desenvolvem-se atingindo um platô, que pode ser modificado com estímulos do exercício.

3.5.1 Respostas metabólicas durante o exercício físico

Durante o exercício físico algumas alterações fisiológicas e metabólicas ocorrem com vistas a realizar a manutenção da homeostase orgânica. Para que possamos conceber os efeitos metabólicos durante o exercício, precisamos compreender quais são as fontes energéticas utilizadas nos diferentes períodos da atividade física.

O dispêndio energético durante uma atividade física está ligado a fatores como intensidade, duração e frequência do exercício, condições físicas do praticante, aspectos nutricionais e relação das fibras corporais. Para que a energia esteja disponível, o organismo precisa converter a energia armazenada nos nutrientes em energia biologicamente utilizável; carboidratos, proteínas e gorduras são fontes percursoras de energia.

Como vimos, os substratos energéticos são convertidos, após o consumo, em moedas energéticas, representadas pelo ATP, que é produzido pelas moléculas de glicose e pelo glicogênio. Durante o exercício físico, os sistemas se "alimentam" de moléculas de ATP para responder às demandas energéticas da atividade em curso. Em exercícios de alta intensidade, por exemplo, são utilizadas, inicialmente, as vias anaeróbias de produção de ATP. No entanto, a maioria dos exercícios necessita ativar as vias aeróbias e anaeróbias para produção de ATP. A preferência por uma via ou pela combinação das vias de ATP está relacionada à intensidade de realização do exercício, como veremos a seguir.

No que diz respeito aos exercícios intensos de curta duração, durante sua realização, é ativada a via anaeróbica, podendo-se utilizar as vias ATP-PC ou a glicólise, seleção que depende da duração do exercício. Por exemplo, em uma corrida de 50 m, utiliza-se o sistema ATP-PC; já em uma corrida de 400 m, o sistema utilizado é a glicólise. Nesse sentido, a via ATP-CP tem maior capacidade em manter o ATP em atividades com duração de 1 a 5 segundos.

Quando o tempo é superior, a via migra para a glicólise, migração que ocorre de maneira gradual (Mcardle; Katch; Katch, 2016; Powers; Howley, 2014).

Nos exercícios prolongados, com duração superior a 10 minutos, a energia inicial necessária é fornecida pelo sistema aeróbio. Nessas modalidades, observa-se o consumo de oxigênio estável quando a atividade é realizada em intensidade submáxima. No entanto, o consumo de oxigênio pode ser afetado por alguns fatores, como o clima, pois ambientes quentes proporcionam uma tendência de aumento do consumo de oxigênio, e/ou exercícios que exijam uma taxa metabólica alta, o que também leva a um aumento do consumo de oxigênio em resposta às demandas do exercício (Mcardle; Katch; Katch, 2016; Powers; Howley, 2014). Essa reação do consumo de oxigênio às diferentes situações apresentadas decorre da elevação da temperatura corporal e dos hormônios adrenalina e noradrenalina, o que gera um aumento da taxa metabólica e, em consequência, do consumo de oxigênio.

Observa-se, durante o exercício incremental, diferentes respostas metabólicas; a maior demanda energética é suprida por meio das vias aeróbias de produção de energia. No entanto, há uma relação positiva entre o aumento da intensidade do exercício e o aumento da concentração de lactato sanguíneo. Quanto a isso, outro ponto importante é a relação entre o consumo de oxigênio e o ponto em que o lactato sanguíneo começa a aumentar, compreendido como o início do acúmulo de lactato no sangue (*onset of blood lactate accumulation* – Obla). Os conceitos de limiar de lactato e Obla podem, muitas vezes, ser confundidos. Contudo, o **limiar de lactato** descreve o ponto de inflexão (ponto de aumento do lactato em relação ao VO_2); o **Obla**, por sua vez, descreve a intensidade do exercício em que o aumento específico do lactato é observado (Mcardle; Katch; Katch, 2016; Powers; Howley, 2014).

O que é?

Os **exercícios incrementais** têm como característica principal o aumento do consumo de oxigênio até que seja atingido o consumo máximo de oxigênio ($VO_{2máx}$). Diferentes protocolos podem ser utilizados para a realização dos exercícios incrementais. Um exemplo, são os protocolos incrementais em esteira, cuja velocidade é aumentada gradualmente até que se observe a estabilização do consumo de oxigênio em seu nível máximo.

O aumento do lactato sanguíneo está atrelado à dependência do metabolismo anaeróbio; relação aceita em razão dos baixos níveis de oxigênio nas células musculares. Esse aumento também pode estar relacionado à enzima que realiza a reação de catálise de conversão do piruvato em lactato; reação essa que pode ser revertida, uma vez que o piruvato pode ser novamente convertido em lactato. Por fim, o aumento do lactato sanguíneo pode estar ligado, ainda, à remoção do lactato presente no sangue durante o exercício, pois alguns músculos produzem e liberam na corrente sanguínea níveis de lactato, sendo alguns tecidos responsáveis pela remoção desse lactato. Nesse sentido, a concentração de lactato sanguíneo pode ser expressa pela relação entre entrada de lactato e retirada do lactato sanguíneo (Mcardle; Katch; Katch, 2016; Powers; Howley, 2014). Assim, o aumento do lactato sanguíneo tem relação tanto com o aumento de produção do lactato pelo sistema muscular quanto com a redução da remoção do lactato pelos tecidos responsáveis.

Vários fatores contribuem para a seleção de determinado substrato energético. Por exemplo, as proteínas representam um percentual muito pequeno (próximo de 2%) do substrato utilizado durante um exercício com duração de até 1 hora. Por outro lado, quando o exercício é prolongado, superior a 3 horas, a proteína passa a ter uma importante contribuição energética, entre 5% e

10%. No entanto, a gordura e o carboidrato desempenham papéis fundamentais no fornecimento energético durante o exercício. No que diz respeito à intensidade da atividade, a gordura é utilizada mais efetivamente em exercícios de baixa intensidade. Os carboidratos, por sua vez, são a fonte primária dos exercícios de alta intensidade. Assim, à medida que a intensidade do exercício aumenta, corre a redução do consumo de gorduras e o aumento do metabolismo de carboidratos.

Ainda, em determinado ponto, o metabolismo de carboidratos excede o metabolismo de gorduras, etapa conhecida como *ponto de cruzamento*, quando há a mudança do consumo de gorduras para o metabolismo de carboidratos. A mudança entre os metabolismos energéticos decorre do aumento do recrutamento rápido de fibras e do aumento dos níveis de adrenalina no sangue (que leva ao aumento da glicólise e da produção de lactato sanguíneo) (Mcardle; Katch; Katch, 2016; Powers; Howley, 2014).

Além da intensidade da atividade, a seleção dos carboidratos ou gorduras como fonte energética é influenciada pela duração da atividade. Por exemplo, em exercícios de longa duração e baixa intensidade, há a metabolização de gordura pelos músculos. O metabolismo de gordura para uso como substrato energético é controlado por diversas variáveis responsáveis pela lipólise (quebra das moléculas de gordura). As enzimas lipases são as responsáveis por quebrar as moléculas de gordura, transformando os triglicerídeos em ácidos graxos livres e glicerol; essas enzimas são ativadas pelos hormônios adrenalina, noradrenalina e glucagon. O aumento do uso de gordura pode ser explicado em razão de o exercício prolongado de baixa intensidade elevar os níveis de adrenalina no sangue, o que aumenta a atividade da enzima lipase, promovendo, assim, aumento da lipólise e, como consequência, aumento dos ácidos graxos livres sanguíneo e muscular. Entretanto, agindo contrariamente à atuação da adrenalina, o hormônio insulina funciona como um neutralizador do processo de lipólise. A insulina atua por inibição direta do metabolismo de ácidos graxos livres no sangue. No entanto, durante o exercício prolongado, os níveis de insulina no sangue diminuem, favorecendo a realização do metabolismo de gorduras (Mcardle; Katch; Katch, 2016; Powers; Howley, 2014).

Agora que vimos como o corpo utiliza os substratos energéticos durante o exercício físico, de acordo com a intensidade e a duração de cada atividade, cabe descrevermos onde os componentes energéticos são armazenados no corpo humano, ou seja, nos chamados *sítios de armazenamento de combustíveis*.

Os carboidratos são armazenados na forma de glicogênio, estoque encontrado tanto nos músculos quanto no fígado. O carboidrato armazenado na forma de glicogênio muscular fornece substrato para o metabolismo energético muscular; já o glicogênio hepático é utilizado para reposição da glicose sanguínea, que pode ser transportada para o músculo em situação de estresse, sendo então utilizada como combustível. Nos exercícios de baixa intensidade, há um uso mais acentuado da glicose sanguínea, e nos exercícios de alta intensidade, o glicogênio muscular é mais solicitado.

No caso dos sítios de armazenamento de gordura, imaginemos a seguinte situação: uma pessoa consome uma grande quantidade de alimentos e tem um gasto energético inferior ao consumido; esse excesso de energia consumida será armazenado na forma de gordura, e a gordura, em sua maior parte, é armazenada nas células de gordura ou adipócitos na forma de triglicerídeos, que, posteriormente, são quebrados em ácidos graxos livres e glicerol para utilização dos sistemas (Mcardle; Katch; Katch, 2016; Powers; Howley, 2014).

Quanto às proteínas, para que sejam utilizadas durante o exercício físico como substrato energético, devem ser quebradas em aminoácidos, fornecidos ao músculo por meio da corrente sanguínea ou, ainda, de fibras musculares. Cabe ressaltar que o emprego de proteínas como substrato energético é muito inferior à utilização de carboidratos e gordura, isso porque, para que a proteína seja acionada como substrato energético, há dependência da disponibilidade de aminoácidos de cadeia ramificada para produção de ATP e de alanina para conversão em glicose e posterior fornecimento para os músculos esqueléticos (Mcardle; Katch; Katch, 2016; Powers; Howley, 2014).

Durante o exercício prolongado, superior a 2 horas, existe uma tendência de aumento dos estoques de aminoácido, o que gera a intensificação do metabolismo de proteínas. Isso ocorre em razão de o exercício prolongado conseguir ativar as enzimas proteases, responsáveis pela degradação de proteínas musculares. O aumento da ação das proteases decorre do aumento da concentração de cálcio nas fibras musculares. Assim, com o aumento das proteases, os aminoácidos são liberados pela quebra das moléculas de proteínas, havendo o aumento do uso de aminoácidos como fonte energética durante o exercício.

Considerando o exposto, as respostas metabólicas durante a prática de exercícios físicos têm como objetivo principal fornecer substrato energético para que as demandas impostas pelo exercício físico sejam atingidas. Com isso, o organismo trabalha transformando nutrientes (proteínas, gorduras e carboidratos) em ATP para que sejam utilizados como energia; transformação que depende, sobretudo, das características do exercício no que se refere à sua intensidade e à sua duração.

3.5.2 Respostas metabólicas pós-exercício físico

Após a atividade física, os sistemas corporais continuam trabalhando para que seja retomado o estado de homeostase do corpo em repouso. Por exemplo, um atleta finaliza uma prova de natação de 400 m *medley*. Ao sair da piscina, sua taxa metabólica continua alta por algum tempo. Um dos efeitos mais evidentes após sessões de exercício é quanto ao consumo de oxigênio, que está relacionado à intensidade de execução da atividade realizada. Após o exercício, ocorre a redução da homeostase corporal, com isso, observam-se alterações na concentração de substratos, na temperatura corporal e na concentração de íons. Antes, esse processo era conhecido como *débito de oxigênio*, pois se compreendia que o corpo precisava compensar o consumo elevado de O_2 durante o exercício. Atualmente, o processo de débito de oxigênio passou a ser mais apropriadamente conhecido como *consumo excessivo de oxigênio pós-exercício (excess posterxercise oxygen consumption – Epoc)* (Mcardle; Katch; Katch, 2016).

Mesmo que, após a finalização de um exercício físico, as demandas sejam menores, o consumo de O_2 permanece elevado por algum tempo e somente depois diminui. Isso significa que o consumo de oxigênio não permanece constante durante todo o período de recuperação, processo que acontece em duas etapas: imediatamente (2 a 3 minutos) após o exercício, representada por um queda muito acentuada do consumo de oxigênio; e uma etapa mais lenta, que pode levar até 30 minutos após a finalização da atividade, no qual há um declínio lento do consumo de oxigênio. Nesses dois momentos, ocorrem processos importantes que contribuem para a recuperação: a ressíntese de ATP e do PC e o processo de conversão oxidativa do lactato em glicose (gliconeogênese) (Mcardle; Katch; Katch, 2016). São três os componentes do Epoc: (1) rápido, com duração de poucos segundos; (2) lento, relacionado ao grau de desequilíbrio homeostático, podendo durar várias horas; e (3) ultralento, refletido na taxa metabólica, podendo durar até 48 horas após o exercício (Neder; Nery, 2002).

Atividades aeróbias e anaeróbias podem desencadear o processo de Epoc, no entanto, é mais evidente em atividades anaeróbicas, como em exercícios resistidos. Esse fato pode ser explicado principalmente pelo desencadeamento de hormônios liberados de maneira mais expressiva durante o exercício anaeróbico e que podem alterar o metabolismo, como é o caso dos hormônios cortisol e GH. Ainda, durante os exercícios resistidos, para que ocorra hipertrofia, é necessário que haja dano tecidual mais acentuado (microlesões nas fibras musculares). Durante o exercício, ocorre a redução da síntese de proteínas e, após a finalização, é necessário que haja a compensação da síntese, para que sejam reparadas as microlesões causadas pelo treino. Para que a compensação da síntese de proteína pós-treino aconteça, é necessária alta demanda energética, fator que contribui para o aumento das necessidades energéticas pós-exercício (Neder; Nery, 2002).

Para saber mais

No artigo indicado a seguir, os autores demonstram como o processo de Epoc acontece após treinamento combinado (exercício de força e aeróbio). Os resultados apresentados no texto indicam diferenças relacionadas à ordem em que os exercícios são realizados, o que pode contribuir para o planejamento das sessões de treinamento, considerando a otimização do gasto calórico.

LIRA, F. S. de. Consumo de oxigênio pós-exercícios de força e aeróbio: efeito da ordem de execução. **Revista Brasileira de Medicina do Esporte**. v. 13, n. 6, nov./dez. 2007. Disponível em: <https://www.scielo.br/j/rbme/a/PSBNd7M65jHLQL3nq4k4KPP/?format=pdf&lang=pt>. Acesso em: 30 jun. 2022.

Um importante componente do Epoc está ligado aos processos fisiológicos desencadeados no momento da recuperação pós-exercício e aos processos desencadeados durante a prática da atividade física. Tais fatores contribuem para o grau de desequilíbrio homeostático corporal; por exemplo, durante um exercício prolongado (aeróbico ou anaeróbico), é normal que a temperatura corporal aumente em até 3 °C, isso faz com que o metabolismo seja aumentado para responder às demandas energéticas, aumentando, assim, o consumo de oxigênio. O Epoc é ainda influenciado por outros fatores: após o exercício, o fluxo sanguíneo começa a retornar aos pulmões, cujo processo utiliza até 10% do oxigênio consumido no momento de recuperação, e outros 5% do oxigênio consumido são destinados à restauração do oxigênio absorvido pelos líquidos corporais.

No que diz respeito aos consumos percentuais do oxigênio consumido pós-exercício, o volume ventilatório pode ser responsável por até 10% desse consumo, haja vista que o volume ventilatório após o exercício permanece de 8 a 10 vezes maior se comparado ao estado de repouso. Além disso, a reposição de cálcio, sódio e potássio para a recuperação muscular e o trabalho cardiovascular mais intenso são fatores que contribuem para um maior consumo de oxigênio pós-exercício (Neder; Nery, 2002). Nesse sentido, durante a atividade física, todos os sistemas têm necessidades energéticas aumentadas, o que gera maior consumo de oxigênio no período de recuperação, de acordo com suas necessidades específicas.

3.5.3 Regulação hormonal durante o exercício físico

Conforme vimos, para que o organismo humano consiga desempenhar as mais diversas atividades, é preciso que os nutrientes sejam transformados em energia biologicamente utilizável e que o uso de substratos atenda às demandas energéticas.

Perguntas & respostas

3. **Qual é o mecanismo de controle dos combustíveis utilizado pelo corpo? Como o corpo humano percebe a necessidade de produzir mais energia para fornecer aos músculos durante o exercício?**

Para que esses ajustes aconteçam, uma série de sistemas de controle está integrada para a manutenção da homeostase corporal durante situações de estresse, como é o caso da prática de exercícios físicos. Um desses sistemas é o endócrino.

Como sabemos, a regulação da homeostase depende de diversos sistemas. No entanto, dois deles são responsáveis pelo equilíbrio de diversas funções corporais essenciais (ex.: metabolismo, função cardiovascular etc.): o sistema nervoso central (SNC) e o sistema endócrino. Esses sistemas, embora apresentem composições distintas, trabalham de maneira integrada, captando informações relativas à modificação na homeostase dos demais sistemas, planejando respostas e enviando mensagens direcionadas aos órgãos apropriados para que executem as ações necessárias. Tais mensagens são enviadas aos órgãos por meio de hormônios (sistema endócrino) ou de neurotransmissores (SNC) (Mcardle; Katch; Katch, 2016).

Quanto aos hormônios, também conhecidos como *mensageiros químicos*, são liberados/secretados por glândulas para, então, entrarem na corrente sanguínea, até que sejam direcionados ao órgão que necessita ser sinalizado. O hormônio liga-se a uma proteína e dispara a mensagem. O quadro a seguir apresenta alguns hormônios sensíveis ao treinamento.

Quadro 3.1 – Ação hormonal em resposta ao treinamento

Hormônio	Resposta ao treinamento
T4	Concentração reduzida de T3 total e aumentada de tiroxina livre em repouso.
T3	Maior renovação de T3 e T4 durante o exercício.
Cortisol	Ligeira elevação durante o exercício.
Insulina	Maior sensibilidade à insulina; a diminuição normal da insulina durante o exercício é significativamente reduzida com o treinamento.
Glucagon	Menor aumento nos níveis de glicose durante o exercício para cargas de trabalho absolutas e relativas.
ADH	Ligeiramente reduzido para determinada carga de trabalho.
FSH, LH e testosterona	As mulheres treinadas apresentam valores reduzidos; testosterona reduzida nos homens (os níveis de testosterona podem aumentar nos homens em treinamento de resistência de longa duração).
GH	Nenhum efeito sobre os valores em repouso; elevação menos dramática durante o exercício.

Fonte: Elaborado com base Mcardle; Katch; Katch, 2016.

No que diz respeito ao controle dos substratos energéticos, vimos que o glicogênio muscular é o substrato primário de carboidrato para os exercícios físicos, e seu emprego depende principalmente da intensidade do exercício. Assim, quanto maior a intensidade aplicada, maior a velocidade de degradação do glicogênio muscular. **Glicogenólise** é o nome dado ao processo de degradação do glicogênio muscular; sua ação é desencadeada por hormônios que têm como função ativar as quinases (proteínas que realizam a quebra da molécula) nas células. O hormônio responsável pela sinalização da glicogenólise é a adrenalina plasmática. O hormônio adrenalina exerce controle no processo de utilização dos substratos energéticos (Mcardle; Katch; Katch, 2016; Powers; Howley, 2014).

A glicose é regulada, principalmente, pela ação hormonal, sobretudo em condições de redução acelerada da glicose sanguínea. O hormônio cumpre papel fundamental na homeostasia corporal. Nessa condição, o controle da glicose corporal é realizado pela mobilização do glicogênio armazenado no fígado, pelo bloqueio da entrada de glicose nas células para mobilização dos ácidos graxos livres e pela realização da gliconeogênese para sintetização da glicose hepática por meio de aminoácidos. Esses processos são controlados por mais de um hormônio que atuam de modo a manter níveis de combustível suficientes para serem utilizados durante o exercício, bem como para regular níveis ideais de glicose no sangue (Mcardle; Katch; Katch, 2016; Powers; Howley, 2014).

Os hormônios diferenciam-se quanto à ação. Os hormônios tiroxina, cortisol e o hormônio do crescimento (GH) têm ação lenta; além de serem responsáveis pelo controle da glicose sanguínea, fazem a regulação metabólica dos substratos de carboidratos, proteínas e gorduras. Os hormônios tiroxina são encontrados na tireoide, expressos principalmente pelos hormônios T3 e T4, importantes para a manutenção da taxa metabólica e por permitirem a ação de outros hormônios, como a adrenalina. Durante o exercício físico, há o aumento da secreção do hormônio T3, e os hormônios T3 e T4 são removidos do plasma sanguíneo em uma taxa maior durante os exercícios. Por consequência, o hormônio TSH trabalha em conjunto, sinalizando à hipófise a necessidade do aumento na secreção de T3 e T4, para que não cheguem a níveis tão baixos capazes de interferir no funcionamento de outros hormônios (Mcardle; Katch; Katch, 2016; Powers; Howley, 2014).

Outro hormônio com ação expressiva durante a atividade física é o cortisol. Sua função está relacionada, principalmente, à mobilização dos ácidos graxos livres, ou seja, à mobilização de proteínas para que as moléculas sejam quebradas em aminoácidos a fim de que sejam utilizados na formação da glicose hepática e na redução da velocidade de uso da glicose. A secreção do cortisol ocorre em uma relação positiva de acordo com a intensidade do exercício, sendo limitada, no entanto, pelo tempo de duração da atividade. Em intensidade leve, o cortisol tende a ser removido mais rapidamente; assim como a tiroxina, ele tem o efeito permissivo para que hormônios de ação rápida realizem a mobilização dos substratos durante o exercício intenso e/ou agudo (Mcardle; Katch; Katch, 2016; Powers; Howley, 2014).

Um hormônio muito importante para a síntese proteica, e que atua em consonância com o cortisol, é o GH, o qual também exerce influência no metabolismo de gorduras e carboidratos. O GH reduz a absorção de glicose nos tecidos, promove a glicogenólise no fígado e aumenta a mobilização dos ácidos graxos livres para utilização como substratos energéticos. Ainda que os efeitos do GH em resposta ao exercício físico sejam conhecidos, é difícil precisar sua ação, pois existem outros fatores que podem desencadear a secreção desse hormônio, o que limita compreender quais são os efeitos da ação hormonal isoladamente no que diz respeito ao exercício físico. No entanto, excetuando-se tais fatores, é possível afirmar que o GH é secretado em uma taxa até 25 vezes superior que durante o período de repouso, aumentando principalmente em relação ao tempo de realização do exercício (Mcardle; Katch; Katch, 2016; Powers; Howley, 2014). Nesse sentido, ainda que o GH seja um hormônio envolvido, sobretudo, na síntese de proteínas, pode exercer efeitos sobre o metabolismo de carboidratos e gorduras.

Quanto aos hormônios de ação rápida, eles funcionam de maneira oposta aos hormônios permissivos de ação lenta, controlando, rapidamente, a glicose sanguínea. Esses hormônios agem coletivamente durante o exercício físico, com o intuito de manter a glicose plasmática.

Vimos que a adrenalina e a noradrenalina agem na mobilização do glicogênio presente no músculo. No entanto, no caso de hormônios de ação rápida, há outras funções em curso, como a mobilização da glicose, presente no fígado, e dos ácidos graxos livres. Observa-se um aumento expressivo da noradrenalina (10 a 20 vezes) durante a prática de exercícios físicos. Sua liberação ocorre por meio de neurônios simpáticos sobre os tecidos de ação; já a adrenalina é liberada a partir de uma glândula, a glândula suprarrenal, hormônio de ação fundamental na mobilização dos ácidos graxos livres e da glicose hepática; sua secreção está associada linearmente com o tempo de realização do exercício. Embora os hormônios adrenalina e noradrenalina atuem de maneira muito similar, a adrenalina tem uma melhor resposta em concentrações baixas de glicose plasmática, o que estimula o hipotálamo, fazendo com que haja aumento na secreção da adrenalina, ao passo que a taxa de secreção da noradrenalina é pouco alterada por esse fenômeno. No entanto, observam-se respostas mais expressivas da adrenalina quando ocorre o aumento da pressão arterial (Mcardle; Katch; Katch, 2016; Powers; Howley, 2014).

Outros dois hormônios de ação rápida são a insulina e o glucagon. Embora ambos estejam envolvidos na mobilização da glicose hepática, apresentam efeitos opostos, e a maior parte da glicose hepática mobilizada durante o exercício físico moderado e intenso decorre da ação desses hormônios. Assim, a insulina absorve e armazena os ácidos graxos livres e a glicose, já o glucagon aumenta a glioneogênese e mobiliza os ácidos graxos livres e a glicose para fora de seus locais de armazenamento (Mcardle; Katch; Katch, 2016; Powers; Howley, 2014).

Exercício resolvido

4. Os hormônios são conhecidos como moléculas sinalizadoras que circulam através da corrente sanguínea até os órgãos-alvo. Durante o exercício físico, os hormônios atuam no sentido de promover a homeostase corporal. Sobre a ação dos hormônios, assinale a alternativa correta:

a) A glicogenólise, processo de degradação do glicogênio muscular, é sinalizada pelo hormônio cortisol.
b) Os hormônios são classificados em hormônios de ação rápida (permissivos) e hormônios de ação lenta.
c) O hormônio cortisol mobiliza moléculas de proteínas para que sejam utilizadas como fonte energética.
d) O hormônio noradrenalina, de ação lenta, tem sua secreção aumentada em até 20 vezes durante o exercício físico.

Gabarito: c.

Feedback do exercício: O hormônio adrenalina plasmática é responsável pela sinalização da glicogenólise. Os hormônios permissivos atuam como percursores de outros hormônios e são representados pelos hormônios de ação lenta. A noradrenalina é um hormônio de ação rápida, sendo fundamental para mobilização de ácidos graxos livres. No caso da insulina e do glucagon, apesar de ambos mobilizarem a glicose, atuam de maneiras diferentes: a insulina age absorvendo a glicose, e o glucagon atua como estimulante. Durante o exercício físico, ocorre a redução da concentração de insulina, favorecendo a mobilização da glicose hepática e dos ácidos graxos livres a favor da manutenção dos níveis plasmáticos de glicose. Com a ação de redução da insulina, o hormônio glucagon acaba tendo sua concentração plasmática aumentada, o que também favorece a manutenção da glicose plasmática.

Para saber mais

Os hormônios insulina e glucagon atuam sobre o controle da concentração de glicose no sangue. No vídeo indicado a seguir, está descrita a ação de controle desse substrato a partir de mensageiros químicos.

INSULINA e glucagon: sistema endócrino. Disponível em: <https://www.youtube.com/watch?v=TO9kVDtRbxY&t=31s>. Acesso em: 30 jun. 2022.

Síntese

- A energia fornecida ao corpo é proveniente da quebra de moléculas de carboidratos, proteínas ou gorduras.
- O trifosfato de adenosina (ATP) é a mais importante molécula transportadora de energia do organismo.
- Mesmo em repouso, o corpo humano tem necessidade de consumo energético para manutenção das funções vitais: taxa metabólica basal.
- O exercício físico provê respostas hormonais que auxiliam na homeostase fisiológica.

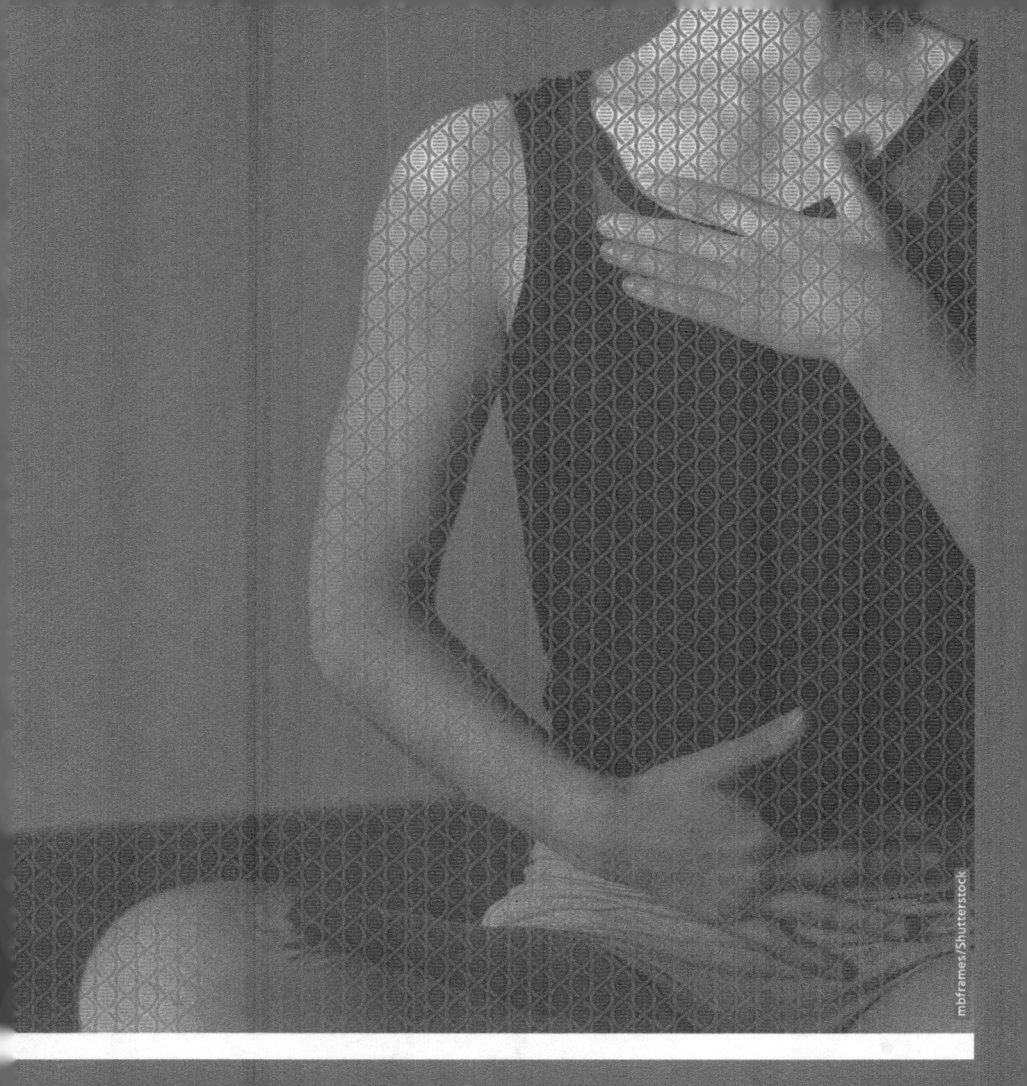

Capítulo 4

Sistema cardiorrespiratório

Conteúdos do capítulo

- Componentes do sistema cardiorrespiratório.
- Capacidade do sistema cardiovascular.
- Controle cardiovascular durante o exercício.
- Regulação respiratória durante o exercício.
- Adaptações cardiorrespiratórias ao treinamento.

Após este capítulo você será capaz de:

1. descrever os componentes do sistema cardiorrespiratório e suas funcionalidades;
2. referir o funcionamento do sistema cardiovascular durante o exercício;
3. traçar o controle respiratório durante o exercício;
4. apontar as principais adaptações do controle respiratório durante atividades com níveis de intensidade diferentes;
5. detalhar adaptações cardiorrespiratórias gerais ao treinamento.

O corpo humano realiza diversas adaptações durante o exercício. Um dos sistemas de fundamental importância nesse processo é o cardiorrespiratório, composto por um órgão central que funciona semelhantemente a uma bomba com uma rede integrada por "cânulas" (artérias, arteríolas, veias e vasos sanguíneos), cuja função é bombear e circular o sangue.

O sangue, além de ser composto por várias substâncias que auxiliam os diversos processos corporais, é constituído de oxigênio, inalado através do sistema respiratório pelas vias aéreas (nariz ou cavidade oral), do qual também participam laringe, faringe, traqueia, brônquios, bronquíolos e alvéolos pulmonares. É responsabilidade do sistema respiratório realizar as trocas gasosas necessárias para a utilização do oxigênio nos processos celulares.

Neste capítulo, analisaremos as adaptações do sistema cardiorrespiratório realizadas durante a atividade física para responder às demandas metabólicas do corpo.

4.1 Sistema cardiorrespiratório e exercício físico

Como já sabemos, o exercício físico provoca alterações na homeostasia corporal. As demandas energéticas corporais tendem a se elevar de acordo com a intensidade e a duração dos exercícios físicos. À medida que essas demandas aumentam, o sistema cardiorrespiratório aumenta o fornecimento de oxigênio consumido, bem como a demanda de sangue bombeado pelo coração para a circulação sanguínea. A seguir, examinaremos os componentes do sistema cardiorrespiratório e seu funcionamento.

4.1.1 Componentes do sistema cardiovascular

O corpo humano é formado por uma grande rede conectada pela qual os fluídos (nutrientes e oxigênio) são transportados, sendo também responsável por remover outros componentes, como gás carbônico e metabólitos. Essa grande rede interligada recebe o nome de *sistema circulatório*, constituído por vasos sanguíneos, artérias, veias e capilares. Pelas artérias, veias, vasos sanguíneos e capilares circula o sangue que é bombeado por um órgão central, o coração.

Figura 4.1 – Sistema cardiovascular

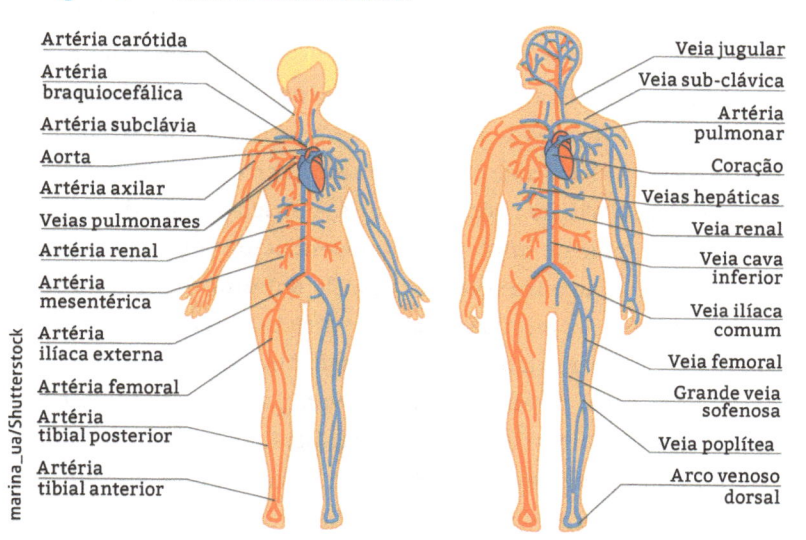

- Artéria carótida
- Artéria braquiocefálica
- Artéria subclávia
- Aorta
- Artéria axilar
- Veias pulmonares
- Artéria renal
- Artéria mesentérica
- Artéria ilíaca externa
- Artéria femoral
- Artéria tibial posterior
- Artéria tibial anterior
- Veia jugular
- Veia sub-clávia
- Artéria pulmonar
- Coração
- Veias hepáticas
- Veia renal
- Veia cava inferior
- Veia ilíaca comum
- Veia femoral
- Grande veia sofenosa
- Veia poplítea
- Arco venoso dorsal

A seguir, explicitaremos a função de cada componente integrante do sistema cardiovascular.

4.1.1.1 Coração

O coração é um órgão vital formado por músculo estriado cardíaco; em seu interior são encontradas quatro câmaras (átrios e ventrículos); seu funcionamento é similar ao de uma bomba e está localizado no centro da caixa torácica, em maior parte, à esquerda da linha média do corpo. O miocárdio, ou músculo cardíaco, é formado por três camadas: (1) epicárdio (camada externa), (2) miocárdio (camada média) e (3) endocárdio (camada mais interna). Por ser formado pelo músculo estriado cardíaco apresenta grande número de mitocôndrias e capilares, sendo suas células interligadas, característica que permite ao coração funcionar como uma unidade, isto é, ao realizar a despolarização de uma única célula do miocárdio, as demais células são estimuladas (Silverthorn, 2017).

Como dito, o coração apresenta quatro câmaras: átrios direito e esquerdo e ventrículos direito e esquerdo (Figura 4.2). As câmaras localizadas no lado direito têm como função principal receber o sangue que retorna do corpo pelos vasos sanguíneos e realizar o bombeamento de sangue para os pulmões. Já as cavidades localizadas no lado esquerdo recebem o sangue dos pulmões e bombeiam o sangue para todo o corpo através da circulação sistêmica (Silverthorn, 2017). As cavidades átrio e ventrículo comunicam-se entre si por meio de uma valva atrioventricular que direciona o sangue do átrio para o ventrículo. No entanto, é importante ressaltar que há comunicação atrioventricular apenas nas cavidades de um mesmo lado, ou seja, o átrio direito só se comunica com o ventrículo direito, e o mesmo vale para as cavidades do lado esquerdo (Silverthorn, 2017; Mcardle; Katch; Katch, 2016).

A funcionalidade do coração está atrelada ao bombeamento do sangue para o corpo, o que só é possível graças aos movimentos característicos realizados pelo órgão, sendo: os movimentos de sístole (contração) e diástole (relaxamento). Quando ocorre um movimento completo de sístole, seguido do movimento de diástole, temos o **ciclo cardíaco**. Durante o movimento de sístole, as válvulas que controlam o fluxo sanguíneo entre átrios e ventrículos estão fechadas, o que faz com que o fluxo sanguíneo proveniente das circulações pulmonar e sistêmica permaneça dentro do átrio. Ao final da sístole, ocorre a abertura das válvulas, provocando o extravasamento do sangue, antes acumulado no átrio, para o ventrículo (Silverthorn, 2017).

Figura 4.2 – Estrutura interna do coração (átrios e ventrículos) e fluxo sanguíneo entre as cavidades cardíacas

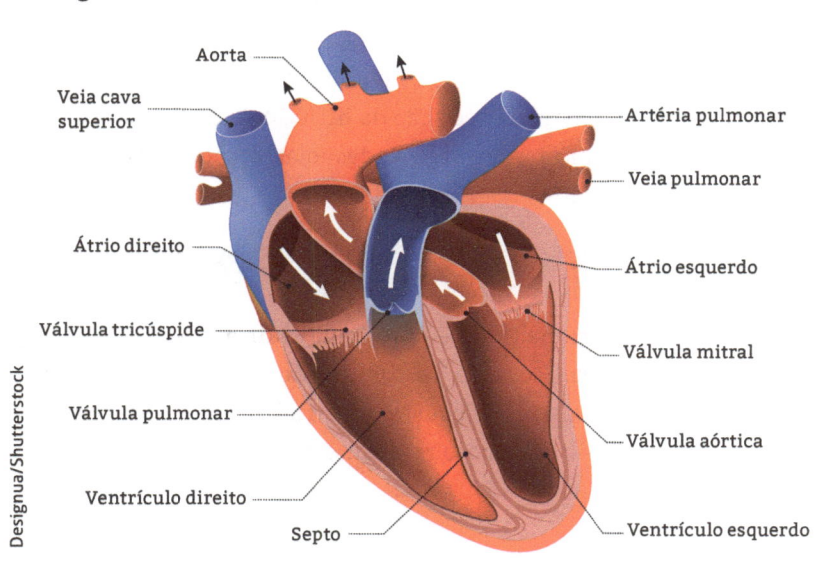

- Aorta
- Veia cava superior
- Artéria pulmonar
- Veia pulmonar
- Átrio direito
- Átrio esquerdo
- Válvula tricúspide
- Válvula mitral
- Válvula pulmonar
- Válvula aórtica
- Ventrículo direito
- Ventrículo esquerdo
- Septo

Designua/Shutterstock

A pressão interna dos átrios e ventrículos aumenta e diminui durante o ciclo cardíaco. O sangue é recebido no átrio por meio da circulação venosa; com o enchimento dessa cavidade, a pressão aumenta gradualmente, o que faz com que o sangue seja expelido para os ventrículos. Já a pressão do ventrículo permanece baixa quando há a contração dos átrios, porém, a pressão ventricular interna também sofre um aumento gradual, fazendo com que as válvulas de controle de passagem de sangue do átrio para o ventrículo sejam fechadas, evitando, assim, o fluxo de retorno para os átrios (Silverthorn, 2017). Quando a pressão do ventrículo é superior à pressão das artérias (pulmonar e aorta), o sangue passa para a circulação pulmonar e sistêmica.

Ainda, para o desenvolvimento de suas funções, o coração conta com uma atividade elétrica, controlada majoritariamente pelo nodo sinoatrial, cuja função é semelhante à de um marca-passo cardíaco. Quando o nodo sinoatrial percebe a queda do potencial, a partir da redução da difusão de sódio para dentro do órgão, dispara uma onda de despolarização que realiza a contração do átrio.

O que é?

O **eletrocardiograma** (ECG) é um exame realizado para medir a atividade elétrica do coração. Para tanto, são medidas as ondas de despolarização emitidas pelo nodo sinoatrial durante a contração e a recuperação do coração, o relaxamento.

4.1.1.2 Sistema arterial

Uma das formas de circulação do sangue pelo corpo é pelas artérias. Por analogia, podemos comparar as artérias a mangueiras que aguentam a alta pressão da água em sua extensão. O sangue, rico em oxigênio, é distribuído para os tecidos e sistemas corporais por meio desses "tubos" capazes de suportar alta pressão (Silverthorn, 2017; Mcardle; Katch; Katch, 2016). Existem, ainda, as arteríolas, que são artérias com menor dimensão que se ramificam para os tecidos formando uma complexa rede de distribuição. O sangue que é bombeado pelo ventrículo esquerdo para a artéria aorta é distribuído pelo corpo pelas arteríolas.

Figura 4.3 – Sistema arterial

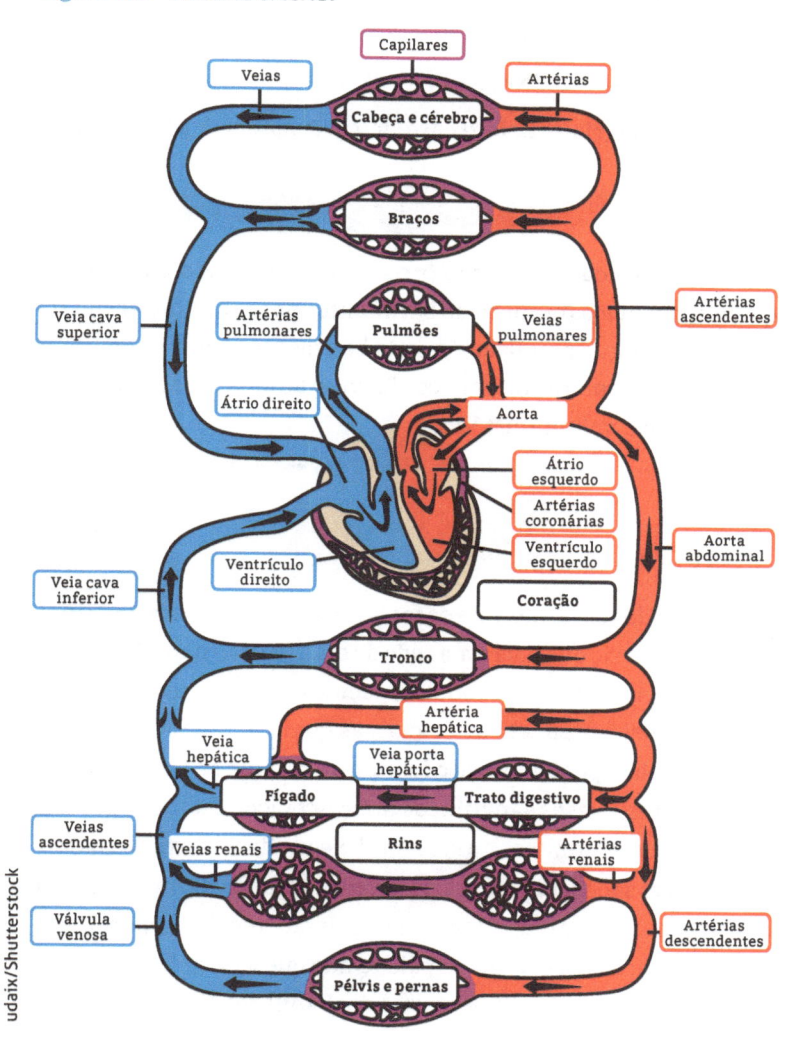

O sangue bombeado nesse complexo sistema interligado não tem a capacidade de realizar o caminho inverso em virtude do movimento de distensão e recuo sofrido pelas artérias e arteríolas. Nesse sentido, o fluxo sanguíneo exerce uma pressão sobre as paredes das artérias e, combinado com a resistência realizada pelas paredes arteriais, origina o que chamamos de *pressão arterial*. De acordo Mcardle, Katch e Katch (2016), a pressão arterial pode ser expressa pela seguinte equação:

Pressão arterial = Débito cardíaco × Resistência periférica

||| *O que é?*

Débito cardíaco é a relação (produto) encontrada entre a frequência cardíaca (número de batimentos por minuto) pela quantidade de sangue bombeada a cada batimento cardíaco (volume sistólico), podendo aumentar conforme o aumento da frequência cardíaca ou o volume sistólico.

4.1.1.3 Capilares

Para que todos os tecidos, até os mais profundos, possam ser atingidos, é necessário que haja uma rede de distribuição mais fina capaz de chegar no interior de todos os tecidos. É por isso que as artérias se transformam em arteríolas, as quais se transformam em metarteríolas (pequenos vasos sanguíneos), que se transformam em capilares – vasos sanguíneos microscópicos capazes de transportar 6% do volume sanguíneo total. Segundo Silverthorn (2017), os capilares são formados por uma única camada de músculo; sua densidade, no entanto, difere a depender da região corporal, conforme a função desepenhada pelo tecido que vasculariza.

O fluxo sanguíneo no interior dos capilares é controlado por um anel chamado de *esfíncter pré-capilar*, via constrição e relaxamento do esfíncter na entrada do capilar, permitindo, assim, que seja passado sangue suficiente para suprir as demandas metabólicas. Dois fatores influenciam o relaxamento dos capilares: a força propulsora da pressão sanguínea local e a presença de metabólitos, produzidos principalmente em situações de estresse, como durante a atividade física (Silverthorn, 2017).

4.1.1.4 Sistema venoso

O sistema circular, como vimos, é interligado, e seus capilares se fundem a pequenas veias (vênulas), o que promove o aumento do fluxo sanguíneo, já que as veias têm maior diâmetro se comparadas aos capilares. As vênulas e as veias acabam chegando até a maior veia do corpo humano: a veia cava inferior, cujo papel é o de retornar o sangue dos membros inferiores e tronco até o coração, sendo recebido pelo átrio direito. O sangue das demais regiões do corpo é conduzido ao átrio direito pela veia cava superior. O sangue recebido passa pelo coração chegando à circulação pulmonar, onde são realizadas trocas gasosas a fim de realinhar a oxigenação do fluído (Silverthorn, 2017; Mcardle; Katch; Katch, 2016).

Diferentemente do sistema arterial, o sistema venoso tem baixa pressão, o que significa dizer que as veias podem ser facilmente comprimidas quando ocorre contração muscular ou mudanças na pressão torácica. As veias, ao realizarem compressão e relaxamento, abrem o caminho de retorno do fluxo sanguíneo para o coração.

4.1.2 Componentes do sistema respiratório

Os suprimentos de oxigênio e a remoção do dióxido de carbono, processos necessários ao corpo humano, são disponibilizados por meio do trabalho contributivo do sistema cardiovascular e do sistema respiratório.

O sistema respiratório é composto por um órgão que tem como função transportar e filtrar o ar até que chegue aos pulmões, onde ocorrem as principais trocas respiratórias. O ar é então inalado (inspiração) pelo nariz ou pela boca, sendo direcionado através da faringe para a laringe, passando pela traqueia, até que atinja os pulmões.

Os pulmões estão localizados no interior da caixa torácica, não estando ligados a nenhuma estrutura óssea, sua sustentação é feita pelos sacos pleurais, que estão conectados à cavidade torácica. Nos pulmões, existe um sistema ramificado formado pelos brônquios e bronquíolos, através quais o ar passa até que atinja a menor unidade em tamanho do sistema respiratório: os alvéolos, onde ocorrem as primeiras trocas gasosas (Silverthorn, 2017).

Figura 4.4 – Componentes do sistema respiratório

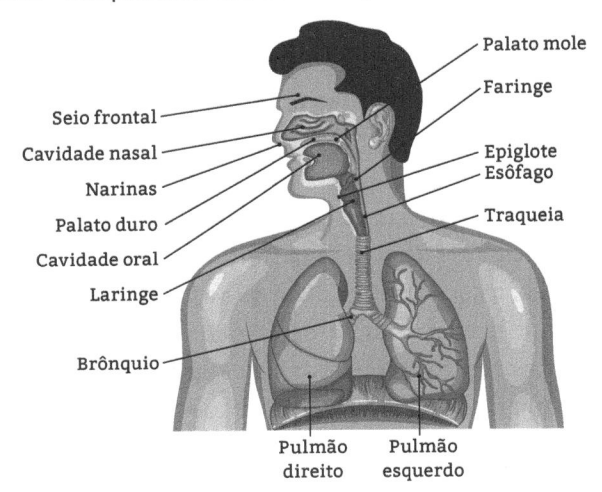

Fonte: Powers; Howley, 2014, p. 220.

Dentro da cavidade pleural, existe um nível de pressão, sendo caracterizado por baixa pressão (inferior à pressão atmosférica), que permite que os pulmões inflem durante a inspiração do ar. Nesse momento, o diafragma e o músculo intercostal externo se contraem, provocando a expansão do tórax e possibilitando a expansão dos pulmões. Todo músculo capaz de expandir a caixa torácica é chamado de *músculo inspiratório*. O diafragma é um músculo muito importante para a respiração, pois facilita a redução da pressão interna. Ao se contrair, o diafragma provoca a expansão das costelas e força o conteúdo abdominal para baixo. A expansão dos pulmões provoca a redução da pressão interna, permitindo que o ar entre nos pulmões. O diafragma é responsável pela maior parte do trabalho realizado durante a inspiração (Silverthorn, 2017).

Na respiração normal (inspiração seguida de expiração), que é um processo passivo, ou seja, em que não há necessidade de esforço muscular, os músculos relaxam e o tórax retoma seu volume/posição inicial em consequência da pressão interna dos pulmões, que aumenta, provocando a exalação do ar (expiração) (Silverthorn, 2017; Powers; Howley, 2014). Assim, a diferença de pressão no sistema respiratório em relação ao meio externo é responsável pelo processo de respiração, conforme ilustra a figura a seguir.

Figura 4.5 – Mecânica da respiração: pressão interna na inspiração e na expiração

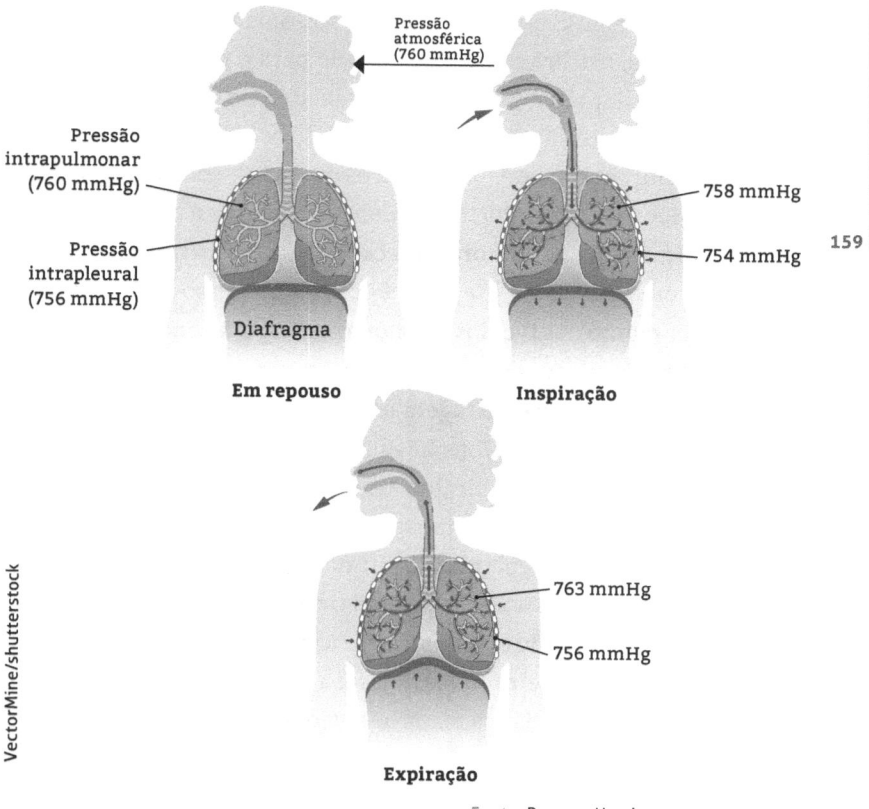

Pressão atmosférica (760 mmHg)

Pressão intrapulmonar (760 mmHg)

Pressão intrapleural (756 mmHg)

Diafragma

Em repouso

758 mmHg

754 mmHg

Inspiração

763 mmHg

756 mmHg

Expiração

Fonte: Powers; Howley, 2014, p. 222.

O sistema respiratório é dividido em duas zonas funcionais:

1. **Zona condutora**: formada pelas estruturas anatômicas nas quais o ar passa até que atinja os pulmões, tais como: laringe, faringe, traqueia, brônquios. A zona condutora de entrada de ar mais comum é o nariz, mas essa entrada de ar também pode ocorrer pela boca, durante a realização de exercícios físicos, por exemplo, ou em condições em que exista a presença de patologias, como desvio de septo nasal. Para que o ar siga até a tranqueia, ele deve, antes, passar pela epiglote, espécie de válvula que controla o fluxo de ar. Após passagem pela traqueia, o ar segue até os pulmões. O ar, então, percorre por um dos dois brônquios da traqueia, um brônquio direcionado para o pulmão direito e o outro para o pulmão esquerdo. Dentro dos pulmões, os brônquios se ramificam, formando os bronquíolos, que se ramificaram até formarem os ductos alveolares (Powers; Howley, 2014). Portanto, além de permitir a passagem do ar, a zona condutora tem como função filtrar o ar, bem como umidificá-lo e aquecê-lo. Esse processo evita o ressecamento dos tecidos pulmonares. Logo, a zona condutora tem como funções principais: transporte, umidificação, aquecimento e filtragem do ar (Powers; Howley, 2014).

2. **Zona funcional**: formada pelo pulmão, lugar por excelência das trocas respiratórias. Essa região é composta pelos bronquíolos, onde também estão localizados alguns alvéolos e sacos alveolares. No pulmão, há uma ampla área que permite a difusão do ar a partir de uma rede de alvéolos. Os alvéolos são compostos por uma camada celular, o que reduz a barreira hematogasosa e facilita a troca gasosa. Essa característica torna os alvéolos estruturas delicadas,

com risco de rompimento de sua estrutura. Por isso as células alveolares sintetizam uma substância denominada *surfactante*, a qual é responsável por prevenir o colapso das estruturas alveolares (Powers; Howley, 2014).
Segundo Mcardle, Katch e Katch (2016, p. 432):

> A substância surfactante é composta por mistura lipoproteica de fosfolipídios, proteínas e íons de cálcio produzidos pelas células epiteliais alveolares. O principal componente do surfactante, o fosfolipídio dipalmitoilfosfatidilcolina, reduz a tensão superficial. Mistura-se com o líquido que circunda as câmaras alveolares. Sua ação interrompe a camada aquosa circundante, reduzindo a tensão superficial da membrana alveolar de forma a aumentar a complacência pulmonar global. Esse efeito reduz a energia necessária para a insuflação e a deflação alveolares.

As funções da zona funcional são: produção de surfactante, ativação e desativação de moléculas dos capilares e regulação da coagulação sanguínea.

O **volume** e a **capacidade pulmonar** variam de acordo com a idade, o sexo e a composição corporal. Tais variáveis podem ser mensuradas no exame de ergoespirometria (Silverthorn, 2017; Mcardle; Katch; Katch, 2016).

Alguns conceitos são fundamentais para explicar a capacidade pulmonar, como:

- **Capacidade vital**: após uma inspiração máxima, a capacidade vital é definida pela quantidade de gás expirado.
- **Volume corrente**: volume de ar nas fases de inspiração e expiração durante um ciclo respiratório.
- **Volume pulmonar residual**: volume de gás presente no pulmão após uma expiração máxima, permitindo que

ocorra a troca gasosa sem interrupções entre o sangue e os alvéolos.
- **Capacidade pulmonar total**: volume de gás presente no pulmão após uma inspiração máxima.
- **Ventilação voluntária máxima**: capacidade respiratória medida durante uma respiração profunda e rápida de 15 segundos.

Já vimos que, no processo de inspiração e expiração, é necessário que haja uma diferença entra as pressões interna e externa dos pulmões. Para que os gases sejam difundidos, é preciso que haja, ainda, uma diferença entre os gases inalados. Cada gás inalado é responsável por exercer determinado nível de pressão, ou seja, uma pressão parcial. Considerando a diferença de pressão exercida pelos gases, cabe ponderar outro fator: a área tecidual. A Lei de Fick descreve a difusão dos gases nos tecidos, sendo as trocas gasosas proporcionais à área tecidual, considerando-se, para tanto, o coeficiente de difusão do gás (conceito de pressão parcial) e a diferença de pressão em toda a superfície tecidual (inversamente proporcional à espessura do tecido, isto é, quanto mais espesso a parede tecidual, mais dificultada será a troca gasosa) (Powers; Howley, 2014; Mcardle; Katch; Katch, 2016).

A troca gasosa nos pulmões ocorre, como sabemos, por meio de estruturas alveolares delicadas e em grande número. Assim, com base na composição das estruturas alveolares e na Lei de Fick, é razoável afirmar que o pulmão é a estrutura ideal para as trocas gasosas.

Figura 4.6 – Caminho de trocas gasosas: circulação pulmonar e sistêmica

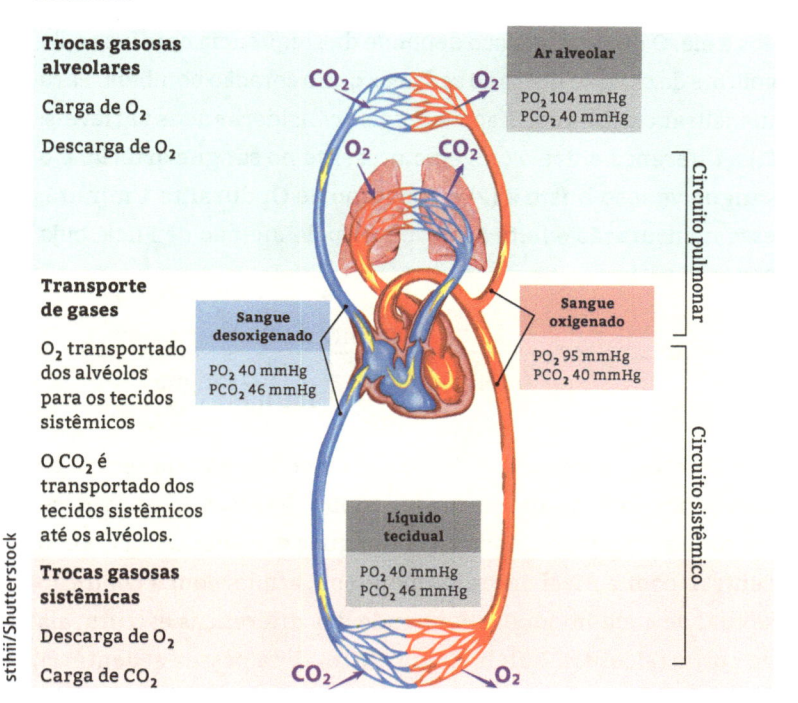

Trocas gasosas alveolares
Carga de O_2
Descarga de O_2

Ar alveolar
PO_2 104 mmHg
PCO_2 40 mmHg

Circuito pulmonar

Transporte de gases
O_2 transportado dos alvéolos para os tecidos sistêmicos

O CO_2 é transportado dos tecidos sistêmicos até os alvéolos.

Sangue desoxigenado
PO_2 40 mmHg
PCO_2 46 mmHg

Sangue oxigenado
PO_2 95 mmHg
PCO_2 40 mmHg

Líquido tecidual
PO_2 40 mmHg
PCO_2 46 mmHg

Circuito sistêmico

Trocas gasosas sistêmicas
Descarga de O_2
Carga de CO_2

Fonte: Powers; Howley, 2014, p. 229.

4.2 Capacidade do sistema cardiovascular

Todos os sistemas corporais apresentam alguma limitação funcional em virtude de sua capacidade. A capacidade do sistema cardiovascular, por exemplo, está atrelada ao débito cardíaco.

O que é?

O **débito cardíaco** corresponde à quantidade de sangue bombeado pelo coração em 1 minuto, sendo representado pela letra "Q", indicativa do volume sanguíneo.

Nesse sentido, é muito importante compreender a capacidade funcional do sistema cardiovascular e os fatores relacionados a ele. O débito cardíaco depende da frequência cardíaca e do volume de sangue liberado cada vez que o coração bombeia. Para mensurar o débito cardíaco, é preciso considerar duas variáveis: (1) a diferença entre o oxigênio presente no sangue arterial e o sangue venoso misto e (2) o consumo de O_2 durante 1 minuto; essa mensuração é feita comumente pelo método de Flick, cuja equação seria:

$$\text{Débito cardíaco} = \frac{VO_2(ml/min)}{\text{Diferença a} - VO_2\left(\frac{ml}{100\,ml}\text{sangue}\right)} \times 100$$

Durante o repouso, o débito cardíaco pode variar entre os indivíduos e até mesmo em um indivíduo. Essa variação ocorre de acordo com o estado emocional, fator que pode alterar o comando central, com o nível de treinamento ou, ainda, com a condição sexual de cada invíduo, em virtude das diferenças estruturais do corpo (Mcardle; Katch; Katch, 2016).Uma pessoa sedentária, durante o repouso, mantém um débito cardíaco de 5 l, considerando uma frequência cardíaca de 70 bpm (Powers; Howley, 2014).

Uma importante relação que devemos observar é entre o débito cardíaco e o consumo de oxigênio. Anteriormente, vimos que o O_2 é transportado principalmente por meio da circulação sanguínea e em situações de repouso, bem como que o sangue carrega aproximadamente 200 ml de oxigênio por litro de sangue. Assim, se uma pessoa tem um débito cardíaco de 5 l, multiplicando pelo valor disponível de oxigênio por litro e pelo débito cardíaco, essa pessoa tem disponível em sua circulação 1000 ml de oxigênio. Sabe-se que, em repouso, quando as demandas metabólicas são baixas, o corpo não utiliza todo o oxigênio disponível. Portanto, em uma situação em que há disponibilizado 1000 ml de oxigênio, geralmente retornam ao coração 750 ml; esse oxigênio circulante extra corresponde ao oxigênio de reserva (Silverthorn, 2017).

4.3 Controle cardiovascular durante o exercício

Os estímulos provocados pelo exercício são reconhecidos pelo corpo como estressores. Para suprir as necessidades energéticas, é necessário que o sistema cardiovascular realize adaptações em seu funcionamento. Nesse sentido, durante o exercício, o sistema cardiovascular trabalha acima de seu estado de repouso.

> **Curiosidade**
>
> Você já observou como seu corpo reage no início de uma atividade física? Pense na seguinte situação: você está em repouso e decide começar um treino intervalado de alta intensidade. Para isso, você alterna entre 30 segundos pulando corda e 30 segundos descansando. Na primeira série de pulos, você pode sentir um desconforto, sua respiração e seus batimentão cardíacos certamentevão aumentar. Esses "sintomas" estão relacionados às adaptações cardiorrespiratórias ao exercício.

Ao iniciar um exercício, qualquer que seja, aeróbico ou anaeróbico, ocorrem ajustes cardiovasculares rápidos. Isso acontece em resposta à redução da descarga vagal para o coração; com isso, há o aumento da resposta simpática cardíaca. O estímulo dos nervos simpáticos gera aumento da frequência cardíaca e da força de contração do coração. O aumento dessas variáveis faz com que o fluxo sanguíneo seja aumentado, havendo mais biodisponibilidade do sangue carregado de O_2 (Neder; Nery, 2002).

Quando há aumento do fluxo sanguíneo, o sistema circulatório também precisa adaptar-se ao novo volume. É por isso que ocorre a vasodilatação das arteríolas nos músculos ativos durante o exercício, proporcionando um maior fluxo sanguíneos nas áreas estimuladas. No músculo, o fluxo sanguíneo progride conforme a demanda, permitindo movimentos como contração muscular excêntrica e recuperação após contração concêntrica. Também ocorrem ajustes de constrição e aumento da resistência dos vasos de regiões periféricas inativas da musculatura principal (Neder; Nery, 2002).

Ainda no que diz respeito ao fluxo sanguíneo, seu aumento é desproporcional se comparado ao fluxo de outros tecidos. Quando pensamos em indivíduos treinados, a redistribuição do fluxo começa imediatamente antes do movimento, em um período conhecido como *período de antecipação*. Assim, a regulação hormonal e as condições metabólicas direcionam o fluxo sanguíneo de áreas que temporariamente podem manter-se com menor fluxo (órgãos viscerais podem se manter por até 1 hora com um baixo nível de sangue). Um exemplo é o direcionamento do fluxo sanguíneo para a pele. A pele é um órgão que regula a temperatura; em situações de elevada temperatura corporal, o fluxo sanguíneo é redistribuído para esse órgão; é o que acontece sobretudo em atividades físicas de intensidade vigorosa (Powers; Howley, 2014; Neder; Nery, 2002).

Em resposta a essas alterações, o débito cardíaco tende a aumentar, garantindo que as necessidades metabólicas sejam supridas pelo fluxo sanguíneo disponibilizado. Portanto, o débito cardíaco aumenta proporcionalmente em relação às necessidades metabólicas. Nesse sentido, considerando um indivíduo moderadamente treinado, o volume sistólico (que gera o aumento do débito cardíaco) aumenta até uma carga de 40% a 60% do $VO_{2máx}$, quando atinge um platô. Aumentos superiores a esses valores decorrem do aumento da frequência cardíaca. Além do nível de treinamento, o débito cardíaco está também associado à idade, fator que está atrelado à redução da frequência cardíaca com o avanço da idade (Mcardle; Katch; Katch, 2016). Na figura a seguir, estão representadas as principais alterações cardiovasculares durante o exercício físico.

Figura 4.7 – Alterações cardiovasculares durante o exercício

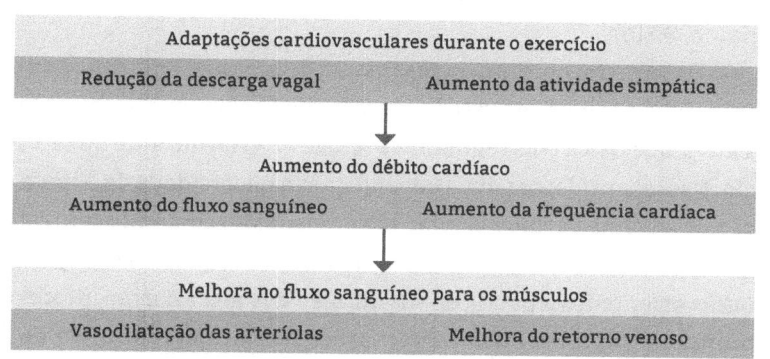

Adaptações cardiovasculares durante o exercício	
Redução da descarga vagal	Aumento da atividade simpática

Aumento do débito cardíaco	
Aumento do fluxo sanguíneo	Aumento da frequência cardíaca

Melhora no fluxo sanguíneo para os músculos	
Vasodilatação das arteríolas	Melhora do retorno venoso

Agora, já sabemos que o sistema cardiovascular realiza adaptações durante o exercício com o objetivo de aumentar o fluxo sanguíneo para os músculos recrutados no exercício, bem como com vistas a preparar a musculatura subjacente.

As respostas ao exercício são motivadas pelo comando central, que corresponde a um sinal motor enviado pelo encéfalo. Logo, as alterações do sistema cardiovascular que ocorrem em função do início de um exercício físico são despertadas a partir de sinais motores do comando central, que gera uma resposta padrão à alteração cardíaca.

No entanto, conforme Mcardle, Katch e Katch (2016), alguns elementos como mecanorreceptores musculares e cardíacos, quimiorreceptores e barorreceptores contribuem para a modificação da atividade cardiovascular. Isso acontece porque os quimiorreceptores musculares são estimulados pelo aumento de metabólitos musculares. Essa sensibilidade aos metabólitos gera uma mensagem aos centros cerebrais indicando a necessidade de adaptações cardiovasculares; e tal sinalização é um reflexo pressor ao exercício. Ao passo que os quimiorreceptores são sensíveis aos metabólitos, os mecanorreceptores são sensíveis à força e à velocidade de movimentação do músculo. No entanto, apesar de ativados por estímulos diferentes, os quimiorreceptores e os mecanorreceptores enviam ao comando central a sinalização de necessidade de adaptação cardiovascular (Mcardle; Katch; Katch, 2016).

Os barorreceptores, ou receptores de pressão, também agem enviando sinais ao centro de controle; são fundamentais durante a atividade física pois regulam a pressão arterial durante o exercício. Nesse sentido, os sinais que indicam a necessidade de adaptação do sistema cardiovascular são enviados ao comando central, que, por sua vez, dispara uma série de ajustes por meio de *feedbacks* orientados a partir da sinalização dos mecanorreceptores, quimiorreceptores ou barorreceptores (Mcardle; Katch; Katch, 2016; Neder; Nery, 2002).

Exercício resolvido

1. João é praticante iniciante de ciclismo e seu treinador sugeriu que realizasse um treino com uma intensidade superior à que geralmente está acostumado. Nos minutos iniciais do treino, João começou a sentir algumas modificações em seus sistemas corporais, como aumento da intensidade da respiração e da temperatura corporal. No entanto, o que mais chamou a atenção de João foi que sua frequência cardíaca estava em 178 bpm, quando, geralmente, durante os treinos, sua frequência cardíaca permanece em torno de 148 bpm. Sobre as adaptações cardiovasculares durante o exercício físico, analise as afirmativas a seguir.

    I. Durante a atividade física, ocorre a estimulação dos nervos simpáticos e, como resposta a esse estímulo, a frequência cardíaca aumenta.

    II. A vasodilatação é o aumento do diâmetro das arteríolas e ocorre como resposta adaptativa ao aumento do fluxo sanguíneo.

    III. Durante o exercício, os músculos tendem a receber a mesma quantidade de sangue quando em repouso.

IV. O débito cardíaco permanece estável durante o exercício, mesmo com o aumento das demandas metabólicas.

V. O estímulo para que o sistema cardiovascular se adapte ocorre a partir do sinal enviado pelos quimiorreceptores e barorreceptores

Assinale a alternativa correta:

a) As afirmativas I, II e III são verdadeiras.
b) As afirmativas I, II e IV são verdadeiras.
c) Todas as alternativas são verdadeiras.
d) As afirmativas III e IV são falsas.

Gabarito: d.

Feedback do exercício: Para que sejam supridas as demandas metabólicas durante o exercício, os músculos em atividade tendem a receber maior fluxo sanguíneo. Esse processo é facilitado pela vasodilatação das arteríolas, que encaminham o sangue até os locais com maior demanda. Ocorre também o aumento do débito cardíaco, que é proporcional às necessidades metabólicas observadas durante o exercício.

4.4 Regulação respiratória durante o exercício

Além das modificações realizadas pelo sistema cardiovascular, o sistema respiratório também precisa alterar seu funcionamento para dar conta das demandas exigidas durante a realização dos exercícios físicos. A regulação da respiração (frequência e profundidade) é ajustada frente às necessidades metabólicas do corpo por meio dos mecanismos neurais e quimiorreceptores. Os sinais de adaptação e coordenação do sistema respiratório são retransmitidos a partir da sinalização dos centros superiores do encéfalo e dos pulmões. Além disso, o estado gasoso do sangue também é responsável por essa sinalização à medida que o bulbo e os quimiorreceptores aórticos reconhecem essa necessidade (Wilmore; Costill, 2013). Tais mecanismos permitem uma manutenção constante da pressão gasosa nos alvéolos e artérias durante a realização de exercícios, considerando-se diferentes intensidades.

Figura 4.8 – Fatores que influenciam o controle respiratório

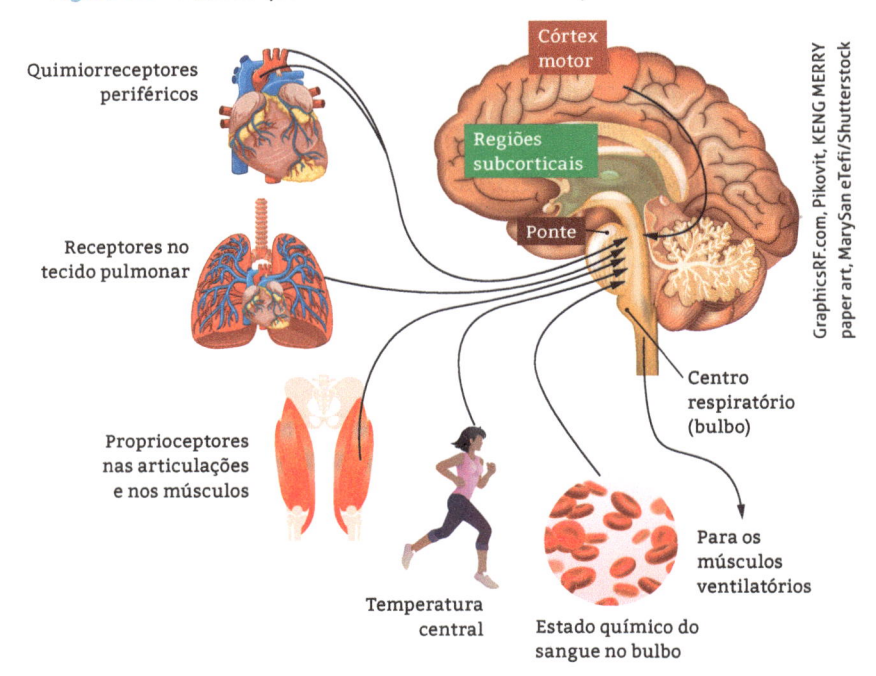

Fonte: Mcardle; Katch; Katch, 2016, p. 471.

O bulbo cerebral tem a função de controlar o ciclo respiratório em situações normais, como durante o repouso. Essa estrutura é dotada de neurônios inspiratórios, que atuam como ativadores da musculatura responsável pela respiração (diafragma e músculos intercostais), cuja atividade é inibida ou excitada por sinais recebidos por todas as partes do corpo, o que influencia o ritmo normal respiratório. Além disso, os neurônios inspiratórios são autolimitados ou podem ser inibidos pela ativação de outros neurônios respiratórios.

Durante a fase passiva da respiração, a inspiração é necessária para que os neurônios de estiramento sejam ativados. Esses receptores de estiramento inibem a inspiração ao final de seu processo e estimulam a expiração. Nesse sentido, o centro respiratório não é o único responsável pela regulação do fluxo respiratório (Wilmore; Costill, 2013). Na atividade física, as alterações ocorrem via sinais provenientes das modificações químicas e mecânicas ativas durante o exercício e pela vascularização dos sinais nervosos enviados por meio do *feedback* do cerebelo para o centro respiratório (Powers; Howley, 2014).

Ainda, as alterações químicas são importantes sinalizadores das necessidades de adaptação do sistema respiratório diante das necessidades metabólicas existentes durante o exercício físico. Quando são observadas alterações químicas no sangue, as unidades neurais no bulbo e no sistema arterial são ativadas, ajustando os níveis químicos no sangue e o controle ventilatório (Powers; Howley, 2014; Mcardle; Katch; Katch, 2016).

A pressão parcial do oxigênio (PO_2) alveolar é elevada quando ocorre a inalação de uma mistura de gases com predomínio do oxigênio (80%). Caso a PO_2 alveolar diminua, ocorre o aumento da ventilação e, consequentemente, a redução da saturação de hemoglobina. A detecção da redução da PO_2 acontece por meio dos quimiorreceptores, que detectam a hipóxia arterial e adotam uma resposta reflexa e uma resposta ventilatória adequadas. Os corpos carotídeos, ou os neurônios especializados no processo respiratório, estão localizados no arco da aorta e nas ramificações da artéria carótida, cujo papel é monitorar a composição química do sangue. Assim, tais receptores têm a capacidade de identificar reduções na PO_2 e desencadear respostas que elevam a ventilação pulmonar. Por isso, isoladamente, podem proteger o organismo humano contra riscos devido à baixa pressão do oxigênio circulante (Powers; Howley, 2014; Mcardle; Katch; Katch, 2016).

Durante a atividade física, os quimiorreceptores periféricos também estimulam as respostas ventilatórias. Com a elevação da temperatura, da acidez e da concentração de dióxidos de carbono e potássio são desencadeadas novas respostas. Com o aumento na pressão parcial do dióxido de carbono (PCO_2), há o aumento da ventilação. No entanto, apenas a concentração de CO_2 não provoca o efeito modulatório na respiração; sua elevação gera maior acidez plasmática, fatores que, em conjunto, determinam maior ventilação/minuto. Outros elementos relacionados ao controle ventilatório é a modificação do pH sanguíneo, que pode ser afetado pela acidose sanguínea (retenção do CO_2 e formação de ácido carbônico) ou pelo acúmulo de lactato desencadeado sobretudo pela atividade física intensa (Powers; Howley, 2014; Mcardle; Katch; Katch, 2016).

Para saber mais

A manutenção da respiração, ou padrão ventilatório, durante a atividade física dependente de variáveis relacionadas à quantidade de ar inspirado (volume) e ao tempo de inspiração. Tais variáveis são controladas a partir dos mecanismos corticais e da musculatura acessória envolvida na respiração. Para saber mais sobre como o padrão respiratório é modificado durante o exercício físico, leia o artigo indicado a seguir.

LOPES, R. B.; BRITTP, R. R.; PARREIRA, V. F. Padrão respiratório durante o exercício: revisão literária. **Revista Brasileira de Ciência e Movimento**, v. 13, n. 2, p. 153-160, 2005. Disponível em: <https://portalrevistas.ucb.br/index.php/RBCM/article/viewFile/637/648>. Acesso em: 30 jun. 2022.

Controle químico da respiração durante a atividade física

Em conjunto, os reguladores do controle respiratório fazem a adaptação do fluxo durante a atividade física. Cabe ressaltar que apenas um fator isolado não é capaz de suprir todas as necessidades metabólicas do sistema ventilatório durante o exercício.

A PO_2 alveolar, mesmo com o aumento da intensidade do exercício, permanece estável até que o volume ventilatório aumente, e isso se dá pela estimulação dos quimiorreceptores. Ao realizar um exercício físico de intensidade alta, é exigido um grande volume ventilatório, elevando a PO_2 a valores acima de 100 mmHg, acima, portanto, do valor de repouso da PO_2. Com esse aumento, a oxigenação sanguínea nos alvéolos é acelerada. Ainda, durante a atividade vigorosa ocorre maior acúmulo de lactato sanguíneo, o que gera maior concentração de dióxido de carbono e H^+, elevando o volume ventilatório. Quando ocorre a hiperventilação (aumento da ventilação) em virtude desses processos citados, há a redução da PCO_2 alveolar e arterial, impactando a redução do impulso ventilatório do dióxido de carbono (Mcardle; Katch; Katch, 2016).

Controle não químico da respiração durante a atividade física

Além dos fatores químicos, como o aumento do H^+ e da PO_2 e PCO_2, outros fatores podem influenciar a modulação respiratória durante o exercício físico (Mcardle; Katch; Katch, 2016). Os fatores neurogênicos estão relacionados ao centro cortical e periférico.

- **Fatores corticais**: a região do córtex motor é estimulada por um fluxo nervoso que ativa o córtex em antecipação à atividade. Isso gera um estímulo dos neurônios do bulbo cerebral para que iniciem as regulações ventilatórias durante o exercício.

- **Fatores periféricos:** os músculos, os tendões e as articulações geram um influxo (fluxo contrário) sensorial que também estimula a regulação ventilatória durante a prática de exercício.

Em conjunto com os fatores neurogênicos, a temperatura corporal influencia igualmente a regulação do fluxo respiratório e a hipertermia (aumento da temperatura corporal), sendo responsável pelo maior aumento ventilatório. No entanto, a regulação ventilatória é pouco relacionada ao aumento normal da temperatura corporal no início do exercício, pois, como a respiração muda rapidamente ao iniciar um exercício físico, o aumento da temperatura corporal é gradual. Para que os efeitos da temperatura corporal atinjam o controle respiratório, seria necessário que a velocidade de aumento dessas variáveis fosse apraximada (Powers; Howley, 2014).

Integração na regulação ventilatória durante a atividade física

Como vimos, o controle ventilatório depende de uma ação integrada entre os estímulos químicos e nervosos, o que acontece em três fases, conforme ilustra o gráfico a seguir.

Gráfico 4.1 – Fases do controle respiratório durante o exercício físico

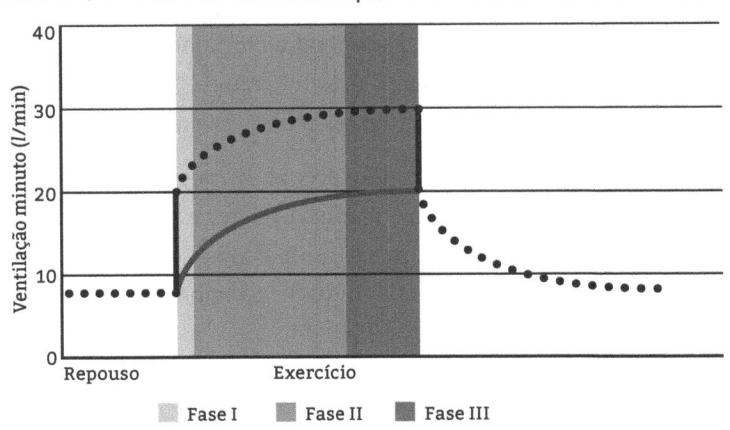

Fonte: Mcardle; Katch; Katch, 2016, p. 475.

- **Fase I:** ocorre logo no início do exercício, incluindo a transição do repouso para o exercício. Nessa adaptação, o bulbo cerebral é ativado a fim de realizar a regulação respiratória a partir dos estímulos neurogênicos enviados pelo córtex cerebral em conjunto com o *feedback* recebido dos músculos ativos durante o exercício (superiores e inferiores). Tais respostas neurogênicas e periféricas são disparadas durante toda a atividade.
- **Fase II:** após o aumento do fluxo ventilatório da fase I, chega-se ao platô, que dura aproximadamente 20 segundos. Após esse período, o fluxo sobe significativamente para que sejam atendidas às demandas metabólicas (gasosas). O comando central e os neurônios do sistema de controle respiratório promovem a regulação ventilatória durante essa etapa do exercício. O bulbo cerebral é estimulado continuamente pelos neurônios respiratórios, isso faz com que, a curto prazo, aumente a responsividade para que haja uma contínua estimulação. Nessa fase, ainda se observa a ação dos quimiorreceptores nos corpos carotídeos com vistas a auxiliar o processo de regulação respiratória.
- **Fase III:** declínio da ventilação, estimulado por mecanorreceptores que sinalizam essa necessidade através do *feedback*. A pressão dos gases alveolares, nessa fase, são provenientes dos estímulos do metabolismo muscular, como o acúmulo de H+ e aumento dos níveis de dióxidos de carbono, o que faz com que os neurônios não mielinizados sejam estimulados. Tais neurônios estão relacionados a regiões do sistema nervoso central que realizam também a função cardiorrespiratória. Adicionalmente, o lactato e os reflexos relacionados ao fluxo sanguíneo pulmonar proporcionam as regulações respiratórias.

Exercício resolvido

2. Para que as necessidades gasosas sejam fornecidas adequadamente, é necessário que o sistema respiratório realize algumas adaptações, possibilitando, assim, que mesmo em situações de estresse metabólico, como no caso da prática de exercícios intensos, ainda haja disponibilidade de trocas gasosas, marcadas pelo fornecimento de oxigênio e pela retirada de dióxido de carbono presente no sangue. Sobre as fases do controle respiratório durante o exercício físico, analise as afirmativas a seguir e assinale V para as verdadeiras e F para as falsas.

( ) A primeira fase do controle respiratório durante o exercício acontece ainda na situação de repouso, como forma de preparação para o exercício.

( ) O controle respiratório no exercício ocorre em três fases diferentes, e nas três há aumento do volume ventilatório.

( ) Na fase II, observa-se um expressivo trabalho dos neurônios respiratórios e do comando central.

( ) Na fase final do controle respiratório, o *feedback* fornecido pelos neurônios indica a necessidade de declínio do fluxo ventilatório.

( ) O acúmulo de lactato sanguíneo é um dos fatores que sinaliza a necessidade de ajustes na fase III.

Assinale a alternativa que apresenta a sequência correta:
a) V, F, V, F, V.
b) V, V, V, F, V.
c) F, V, F, V, F.
d) V, V, F, V, F.

Gabarito: a.

***Feedback* do exercício:** Nas fases I e II do controle respiratório, há um aumento do fluxo ventilatório; já na fase III, observa-se o declínio do fluxo. Os mecanorreceptores são responsáveis pelo envio de sinais ao controle central na fase III. Esses sinais indicam a necessidade de redução do fluxo respiratório nessa fase.

Em resumo, durante o exercício físico, o aumento da respiração está relacionado aos mecanismos neurais e químicos que interagem com o centro de controle, e essas alterações ocorrem, sobretudo, durante o exercício submáximo. O impulso primário, que indica a necessidade de regulação respiratória, decorre dos mecanismos eferentes em conjunto com o *feedback* dos quimiorreceptores presentes no sangue e também dos músculos envolvidos na atividade. Esse trabalho conjunto possibilita a compatibilidade entre a frequência respiratória e a quantidade de CO_2. No exercício intenso, ainda que os processos citados também estejam presentes, observa-se o aumento do H+ no sangue, culminando no aumento do limiar de lactato, o que causa a excitação do limiar ventilatório. Alguns fatores secundários, como elevação da temperatura corporal e aumento do nível de catecolaminas, podem contribuir para o controle ventilatório (Wilmore; Costill, 2013).

4.5 Adaptações cardiorrespiratórias ao treinamento

O treinamento de qualquer modalidade de exercício físico induz a adaptações que podem ocorrer de modo agudo ou crônico, e estão diretamente relacionadas às exigências de cada modalidade de atividade física. É comprovado que o sistema musculoesquelético, por exemplo, sofre adaptações expressivas ao treinamento de resistência, pois essa musculatura é altamente ativada durante a realização dos exercícios.

No treinamento aeróbio, as adaptações cardiovasculares resultam em aumento da massa e do volume do coração, acarretando volumes diastólicos maiores no ventrículo esquerdo, que é observado tanto durante a atividade física quanto durante o repouso. O aumento do volume do coração é conhecido como *hipertrofia* e marcado pelo aumento do volume do ventrículo esquerdo e espessamento das paredes do mesmo ventrículo. Dessa forma, ocorrem, respectivamente, as hipertrofias excêntrica e concêntrica. Esse crescimento das células miocárdicas é uma adaptação fundamental ao treinamento e está relacionada ao aumento da carga de trabalho (Mcardle; Katch; Katch, 2016; Powers; Howley, 2014).

Ainda, como efeito adaptativo ao treinamento, as fibras contráteis toram-se mais sensíveis ao cálcio (Ca^{2+}), têm maior capacidade de produção de potência e a estrutura de suas células também sofre alterações. A relação força-comprimento tende a mudar como adaptação ao treinamento. Observa-se um aumento das miofibrilas quanto ao número de filamentos e ao espessamento. A degradação da síntese de proteína tende a sofrer reduções, o que está diretamente ligado ao aumento da síntese de proteínas estimulada pela sobrecarga miocárdica (Mcardle; Katch; Katch, 2016; Powers; Howley, 2014).

No entanto, as alterações no tamanho do coração não ocorrem a curto prazo, ainda que sejam observadas melhoras no $VO_{2máx}$ e na frequência cardíaca. As adaptações crônicas no volume do coração respondem ao treinamento prolongado, principalmente ao treinamento aeróbico. O treinamento *endurance* promove adaptações agudas (temporárias) no tamanho do ventrículo esquerdo, mas, ao final da sessão e com a redução da intensidade, o volume retorna aos níveis normais de antes do início da atividade (Mcardle; Katch; Katch, 2016; Powers; Howley, 2014).

Ainda, a hipertrofia excêntrica e o aumento do volume ventricular estão também relacionados ao aumento do volume plasmático. Observa-se um aumento de 12% a 20% em pelo menos três sessões de treinamento. O aumento dessa substância combinado com outros efeitos adaptativos ao treinamento, como redução da frequência cardíaca e aumento da complacência miocárdica, possibilita a distensão do ventrículo. O aumento do volume plasmático é responsável por melhorar o volume de sangue diastólico e o volume sistólico de ejeção. Também ocorrem aprimoramentos no transporte de oxigênio a partir da melhora dos níveis de $VO_{2máx}$. Por fim, o volume plasmático induz a modificações que auxiliam a regulação térmica durante a prática de atividade física (Mcardle; Katch; Katch, 2016; Powers; Howley, 2014).

O que é?

A **complacência miocárdica** corresponde à capacidade do órgão, quando necessário, de aumentar de tamanho e retornar ao seu tamanho original. Esse movimento é análogo ao enchimento e esvaziamento de um balão de ar. Nesse sentido, o coração tem a capacidade de aumentar seu tamanho/volume e retornar ao tamanho/volume original quando há o esvaziamento de suas cavidades.

Outra modificação expressiva observada em indivíduos treinados refere-se à variável frequência cardíaca. A bradicardia em indivíduos treinados é observada tanto durante o repouso quanto durante a atividade física. Essa adaptação está relacionada ao desequilíbrio entre a maior atividade vagal, ligada ao aumento da atividade parassimpática, bem como à atividade tônica dos neurônios simpáticos, também em virtude da redução da taxa de acionamento do nódulo sinoatrial (marca-passo) (Mcardle; Katch; Katch, 2016; Powers; Howley, 2014).

Observa-se uma redução de 12 a 15 bpm durante a atividade física, em repouso; coincidentes com os valores sistólicos e débito cardíaco aumentados. Uma importante relação entre a redução da frequência cardíaca e o consumo de oxigênio emerge da resposta adaptativa ao treinamento. Em indivíduos treinados, é possível atingir um alto nível de consumo de oxigênio sem que a frequência cardíaca sofra grandes aumentos quando comparados a indivíduos não treinados (Mcardle; Katch; Katch, 2016; Powers; Howley, 2014).

A modificação da frequência cardíaca está atrelada, principalmente, à modalidade esportiva praticada e à intensidade do treinamento. Em treinamentos de baixa intensidade, por exemplo, a redução da frequência cardíaca corresponde ao aumento do tônus vagal. Ainda, a melhora no volume sistólico e na economia de energia experimentada como produto do treinamento influenciam a redução dos batimentos cardíacos (Mcardle; Katch; Katch, 2016; Powers; Howley, 2014).

A pressão arterial, outro fator cardiovascular, geralmente não apresenta grandes modificações em indivíduos normotensos; entretanto, respostas adaptativas mais consistentes são observadas em indivíduos hipertensos. Nesses indivíduos, os exercícios físicos podem reduzir a pressão sistólica e diastólica. As adaptações da pressão arterial ocorrem sobretudo em treinamentos com frequência de, no mínimo, três vezes semanais com intensidade entre 50% e 70% do $VO_{2máx}$. As alterações observadas nessa variável estão, possivelmente, relacionadas à redução da gordura corporal e à redução do impulso simpático. Tais modificações são observadas tanto nas atividades predominantemente aeróbicas quanto nas anaeróbicas (Mcardle; Katch; Katch, 2016; Powers; Howley, 2014). No quadro a seguir, resumimos as adaptações cardiovasculares causadas pelo exercício físico.

Quadro 4.1 – Resumo das principais adaptações cardiovasculares durante o treinamento

Frequência cardíaca	Volume sistólico	Débito cardíaco	Pressão arterial
Redução	Aumento	Aumento	Aumento PAS; manutenção ou redução da PAD*

*As adaptações da pressão arterial são mais expressamente relatadas em indivíduos não normotensos
PAS - Pressão arterial sistólica
PAD - Pressão arterial diastólica

Assim, haja vista as adaptações do sistema cardiovascular ao treinamento, o sistema respiratório também se adapta. No entanto, são observadas poucas alterações em termos de volume e capacidade pulmonar como efeito do treinamento (Mcardle; Katch; Katch, 2016; Powers; Howley, 2014).

O sistema respiratório, após um período de treinamento, passa a apresentar menor fadiga na musculatura ventilatória. Com isso, há maior disponibilidade de oxigênio para os músculos em atividade. Assim, diz-se que o custo de oxigênio direcionado para os processos respiratórios é diminuído. O treinamento provoca aumento do volume corrente de oxigênio e implica redução da frequência respiratória. Tendo em vista esses fatores, é possível dizer que o ar permanece por maior período nos pulmões, proporcionando uma extração do oxigênio mais eficiente. Durante o exercício submáximo, a relação ventilação/minuto experimenta uma redução, indicando o aprimoramento da eficiência do exercício, sendo este um indicador de controle (Powers; Howley, 2014).

No entanto, uma resposta oposta ocorre durante o exercício máximo, observando-se o aumento da ventilação/minuto, o qual pode ser atribuído ao aumento do consumo máximo de oxigênio ($VO_{2máx}$) durante o exercício, podendo, ainda, estar relacionado ao volume corrente e à frequência respiratória, observados quando do aumento do $VO_{2máx}$, uma vez que há maior necessidade de eliminar dióxido de carbono e consumir oxigênio (Powers; Howley, 2014).

Além da intensidade do exercício, a musculatura envolvida na prática também provoca ajustes específicos da capacidade respiratória. Por exemplo, em exercícios em que, predominantemente, são utilizados os braços, há uma melhora mais expressiva no equivalente respiratório se comparados a exercícios que utilizam predominantemente os membros inferiores. Assim, treinar músculos específicos proporciona substancial adaptação ventilatória, principalmente quanto às adaptações de treinos gerais. Isso decorre da relação entre a adaptação respiratória e a redução do acúmulo de lactato e da frequência cardíaca induzidos pelo treinamento (Powers; Howley, 2014).

Logo, os níveis de treinamento proporcionam redução da fadiga dos músculos ventilatórios, ocasionando maior disponibilidade de oxigênio para a musculatura envolvida no exercício. No entanto, é preciso fazer uma ressalva: exercício intenso e prolongado pode gerar fadiga nos músculos inspiratórios e músculos abdominais (responsáveis pela pressão expiratória) (Powers; Howley, 2014).

Nesse sentido, as adaptações mais expressivas ao treinamento estão relacionadas ao sistema cardiovascular (redução de variáveis como frequência cardíaca e aumento do volume sistólico e débito cardíaco). No entanto, as adaptações do sistema respiratório parecem ser menos expressivas quanto ao volume e à capacidade pulmonar, o que pode estar relacionado à necessidade desse sistema em manter os níveis de dióxido de carbono e de oxigênio, por isso sua capacidade de aumento acaba limitada. Entre as alterações do sistema respiratório está a melhora do consumo máximo de oxigênio, induzida principalmente pela redução da fadiga dos músculos ventilatórios.

Exercício resolvido

3. O treinamento físico pode induzir a adaptações agudas, ou seja, aquelas que acontecem durante o exercício, mas, depois, tendem a desaparecer, ou a adaptações crônicas, aquelas percebidas mesmo após a finalização do exercício. No que diz respeito às adaptações crônicas, elas podem ser percebidas no sistema cardiorrespiratório e têm como objetivo a melhora na capacidade funcional do suprimento das demandas metabólicas do corpo. Sobre as adaptações crônicas ao treinamento, assinale a alternativa **incorreta**:

a) Quanto ao sistema respiratório, observa-se aumento do volume pulmonar, o que faz com que os processos de troca gasosa sejam aprimorados em resposta ao treinamento.

b) Quanto ao sistema cardiovascular, observa-se o aumento do volume diastólico, no entanto, não há aumento da massa do coração.

c) As fibras contráteis do coração tornam-se menos sensíveis aos íons de cálcio, isso faz com que a capacidade de produção de potência seja maior.

d) A frequência cardíaca em indivíduos treinados tende a sofrer reduções conhecidas como *taquicardia*, isso ocorre tanto durante a atividade física quanto durante o repouso.

Gabarito: a.

***Feedback* do exercício:** Nas adaptações crônicas do sistema cardiorrespiratório, observa-se aumento de volume apenas no sistema cardiovascular, com aumento do fluxo sanguíneo, o que decorre da maior sensibilidade aos íons cálcio, gerando maior força de potência nas fibras contráteis. A frequência cardíaca também sofre adaptações ao treinamento. Em indivíduos treinados, observa-se o fenômeno da bradicardia, isto é, redução do número de batimentos por minuto, em razão da melhora na capacidade funcional do sistema. A musculatura ventilatória tende a reduzir a fadiga como efeito do treinamento em intensidade submáxima. Essa redução da fadiga da musculatura ventilatória facilita a biodisponibilidade de O_2 para a musculatura diretamente envolvida na execução da atividade física.

III Síntese

O sistema cardiovascular é composto pelo coração, que funciona semelhantemente a uma bomba, incluindo as artérias, as veias, os vasos sanguíneos e os capilares.

- Por meio do sangue, bombeado pelo coração, é transportado o oxigênio necessário para os músculos e demais sistemas corporais (sistema circulatório).
- O sistema respiratório é composto pela zona condutora (responsável por levar o ar até os pulmões) e zona funcional (região onde ocorrem as trocas respiratórias).
- Para que ocorram os processos de inspiração e de expiração, é preciso que haja uma diferença de pressão intrapulmonar e atmosférica.
- Durante a atividade física, ocorre aumento do débito cardíaco e do fluxo sanguíneo e vasodilatação das arteríolas.
- A adaptação do controle respiratório ocorre por meio de sinais enviados aos centros superiores do encéfalo.
- A respiração, durante a atividade física, é controlada por fatores químicos, como o aumento do H^+ e da PO_2, e por fatores neurogênicos relacionados ao centro cortical e periférico.

- Em resposta ao treinamento, o sistema cardiovascular tende ao aumento do volume cardíaco, à redução da frequência cardíaca em repouso e, durante a atividade física, à redução da pressão arterial em indivíduos hipertensos.
- Não são observadas alterações expressivas no volume dos órgãos do sistema respiratório. No entanto, com o treinamento, os músculos ventilatórios tendem a apresentar menor fadiga e, com isso, maior disponibilidade de oxigênio.
- Em resposta ao treinamento observa-se a melhora do consumo máximo de oxigênio ($VO_{2máx}$).

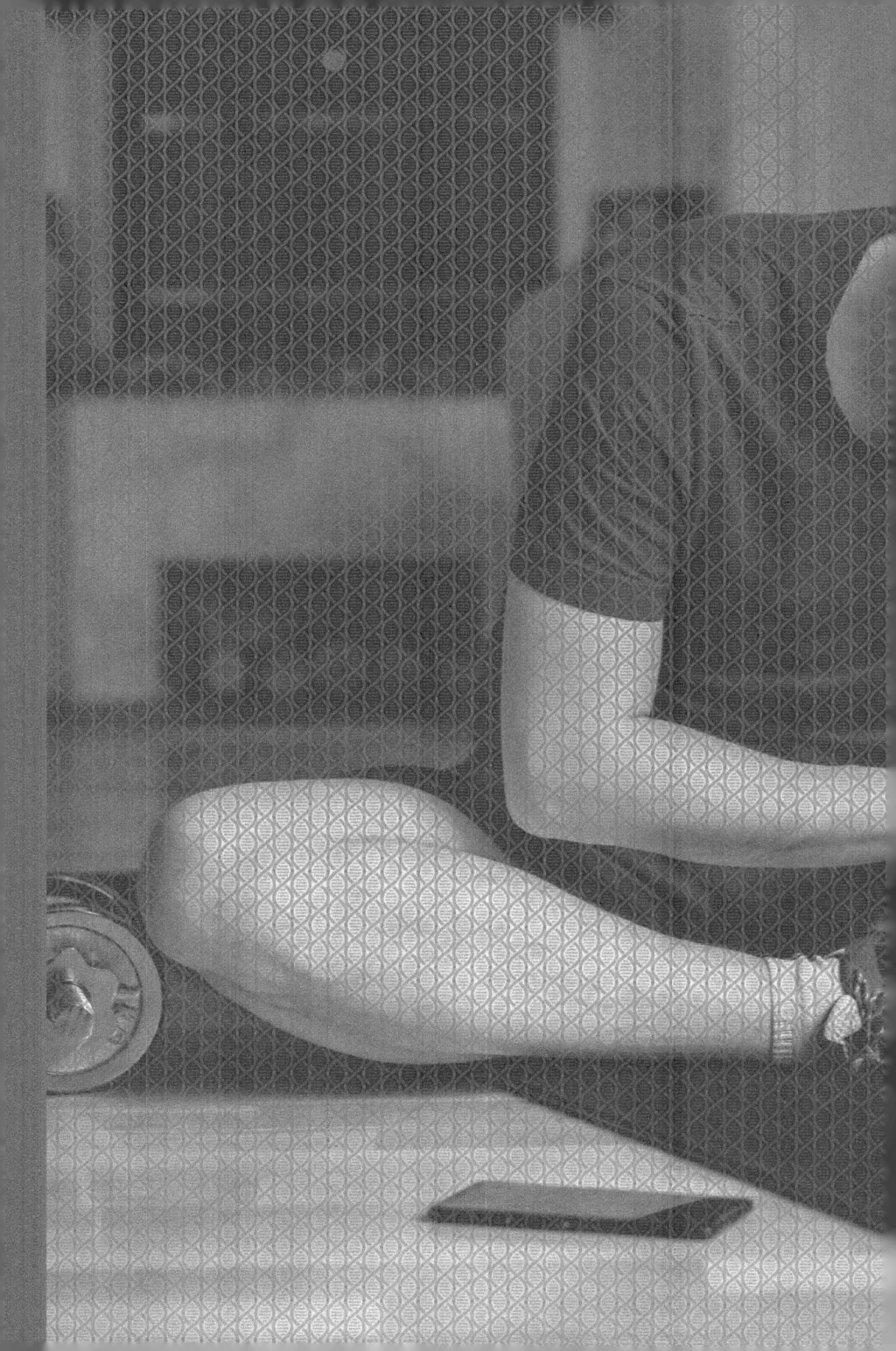

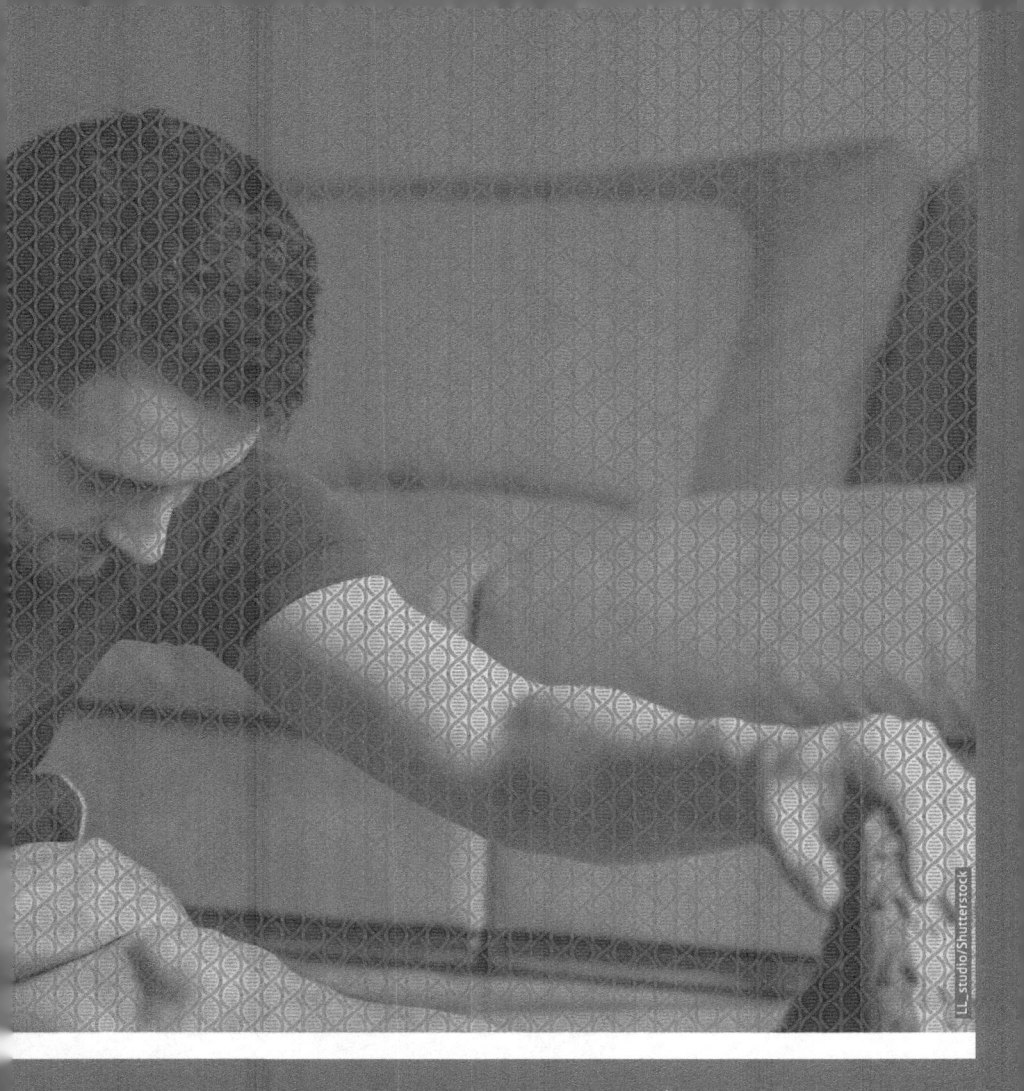

Capítulo 5

Fisiologia aplicada ao exercício físico

Conteúdos do capítulo

- Princípios do treinamento físico.
- Métodos de treinamento físico.
- Controles interno e externo da carga.
- Fatores que afetam o desempenho.
- Tipos de fadiga.

Após o estudo deste capítulo, você será capaz de:

1. elencar os diferentes princípios do treinamento esportivo;
2. aplicar exercícios a métodos de treinamento anaeróbio;
3. periodizar métodos de treinamento aeróbio;
4. diferencias métodos de treinamento intervalado, contínuo e *fartlek*;
5. identificar os fatores que afetam o desempenho físico;
6. diferenciar os tipos de fadiga neuromuscular a níveis periférico e central;
7. avaliar a fadiga mental.

A fisiologia aplicada ao exercício fornece informações importantes quanto à relação dos sistemas fisiológicos e sua relação com o desempenho físico. Compreender essas relações é de extrema importância para aplicar diferentes tipos de treinamento, controlar aspectos fisiológicos e psicológicos e, por fim, melhorar a *performance*.

Para prescrever corretamente um treinamento físico, é preciso aplicar os princípios fisiológicos (sobrecarga, especificidade, individualidade biológica etc.), a fim de contemplar as adaptações individuais de cada atleta.

Por fim, a compreensão dos fatores que afetam o desempenho é essencial para entender a individualidade biológica que influencia o desempenho, como a dieta do atleta, a ingestão de água, além de fatores ambientais externos que afetam o rendimento, como a quantidade ideal de prática física, o nível correto de treinamento, a temperatura (calor ou frio extremos) e a altitude.

5.1 Princípios do treinamento físico

Como em diferentes contextos esportivos, o treinamento requer organização e elaboração lógica de mudanças nas diversas variáveis do treinamento, além de obedecer à individualidade de cada aluno ou atleta. Essa organização ocorre a partir da criação de uma periodização do treinamento, que envolve diferentes princípios, etapas e estratégias, os quais podem ser manipulados em prol dos objetivos do indivíduo.

Os princípios de treinamento são importantes para que haja a correta manipulação na periodização de cada atleta. Um planejamento de treinamento correto permite observar quais são as condições atuais do atleta e quais são os princípios que devem balizar aquela periodização.

Tais princípios podem ser comparados a regras que organizam o treinamento a fim de alcançar a progressão desejada. Portanto, são indispensáveis para qualquer periodização. Dessa forma, apesar das divergências entre os profissionais quanto aos princípios a serem aplicados, destacamos cinco imprescindíveis: (1) especificidade da tarefa, (2) individualidade biológica,

(3) sobrecarga crescente, (4) adaptação ao meio e (5) interdependência, os quais veremos detalhadamente a seguir.

5.1.1 Especificidade da tarefa e individualidade biológica

A **especificidade** é um dos princípios-chave a ser considerado em um programa de treinamento físico, sendo bem aceito entre os profissionais da área. O princípio da especificidade apresenta o que é necessário conter no treino para que produza efeitos específicos, a depender da demanda de cada indivíduo (Stoppani, 2017). Por exemplo, se o objetivo é melhorar a capacidade de agilidade, os treinos têm de incluir exercícios de agilidade e de velocidade. De nada adianta focar na força, se a especificidade daquela modalidade ou tarefa requer outro tipo de capacidade física para alcançar determinado objetivo. Além disso, existem alguns livros e artigos que dividem a especificidade em: velocidade, ação muscular, grupo muscular e fonte energética (Fleck; Kraemer, 2017). A especificidade, de maneira geral, é um dos princípios mais importantes no treinamento, pois, se não for levado em consideração, acaba anulando os princípios subsequentes.

A **individualidade** biológica estabelece que cada indivíduo tem suas necessidades e diferenças específicas e que os objetivos e as habilidades de cada um devem que ser pautados em um programa de treinamento (Stoppani, 2017). Por exemplo, um atleta que está iniciando levantamento de peso não pode ter o mesmo treinamento de um atleta avançado, mesmo que integram a mesma modalidade esportiva. Isso significa que as experiências de cada pessoa têm de ser consideradas, além de seus objetivos e suas habilidades. Assim, um atleta fisiculturista que está buscando aumentar sua força muscular tem um treino diferente daquele fisiculturista que deseja aumentar sua massa muscular, uma vez que não só as pessoas, mas também seus objetivos são diferentes. Logo, mesmo que dois atletas tenham objetivos muito semelhantes, o princípio da individualidade biológica garante que o treino seja distinto, a depender das características de cada indivíduo. Portanto, mesmo que seja aplicado um exercício com igual volume, duração e intensidade para dois indivíduos, os resultados são diferentes e dependem de fatores como a faixa etária, o sexo, as experiências e as habilidades individuais.

5.1.2 Sobrecarga

O princípio da sobrecarga progressiva ou crescente aponta que, a partir da adaptação do organismo ao treinamento, os esforços ou a sobrecarga devem aumentar progressivamente para gerar novas adaptações e resultados como melhora da aptidão física; ou seja, a intensidade da sessão deve aumentar conforme a musculatura se acostuma (Stoppani, 2017). O aumento desse estímulo pode ser feito a partir da alteração de algumas variáveis do treinamento como:

- aumento da frequência semanal de treino;
- aumento do volume de treino;
- aumento da intensidade de treino.

Quanto à frequência semanal, é só aumentar o número de sessões por semana. Já o volume de treino é medido pela quantidade total de carga de trabalho. Para o aumento do volume, pode ser aumentada a distância, o número de repetições ou de séries, a duração da sessão, o número de exercício, além disso, a frequência de treino pode impactar o volume total do treinamento. No tocante à intensidade, é possível aumentar a carga ou alterar a duração do descanso entre as séries. Entretanto, não devem ser alteradas muitas variáveis de uma só vez, pois isso pode atrapalhar a progressão correta da carga.

5.1.3 Adaptação

O princípio da adaptação ocorre quando há mudanças funcionais e dos sistemas em razão de determinado estímulo externo. No âmbito esportivo, um estímulo gera uma resposta, que, por consequência, gera uma adaptação biológica. Entretanto, existem alguns níveis desses estímulos que geram resultados diferentes, como pode ser observado no quadro a seguir.

Quadro 5.1 – Estímulos e consequências à adaptação biológica

Nível do estímulo	Consequência
Baixo	Não gera adaptação musculares
Médio	Gera apenas excitação muscular
Forte	Provoca adaptações musculares
Muito forte	Provoca danos musculares

Como é possível perceber, um nível extremamente baixo de estímulo, não gera nenhum tipo de adaptação biológica nem consequência positiva no treinamento do atleta. Em contraponto, um estímulo muito forte pode provocar danos musculares e, possivelmente, gerar *overtraining* no indivíduo.

O que é?

Os sinais mais comuns de **overtraining** são: diminuição da performance, desânimo, dor de cabeça e dores musculares, cansaço excessivo, sono irregular e alterações de humor.

O *overtraining* vem sendo muito debatido atualmente, pois, cada vez mais, os profissionais estão tomando cuidado para periodizar adequadamente os programas de treinamento físico. O *overtraining* ocorre quando há um treinamento excessivo, sem o descanso adequado e sendo feita uma dieta incorreta.

5.1.4 Interdependência

O princípio de interdependência de volume/intensidade está ligado ao princípio da sobrecarga, pois o aumento das cargas de trabalho, isto é, volume e intensidade, geram um aumento da *performance*. O volume significa a quantidade total de trabalho realizado em um período de treinamento, e a intensidade significa a qualificação do trabalho ou a carga aplicada (Fleck; Kraemer, 2017). Dessa forma, qualquer alteração em uma dessas duas cargas de trabalho pode gerar alterações na outra variável. Exercícios que requerem esforços de longa duração exigem uma menor sobrecarga para uma execução adequada. Similarmente, uma grande sobrecarga requer curtos intervalos de tempo de execução. Portanto, o princípio da interdependência entre volume e intensidade é sobre a alternância de execução, isto é: maior volume, menor intensidade; menor volume, maior intensidade.

Exercício resolvido

1. A organização de uma periodização depende da forma como o profissional planeja o treinamento, como ele aplica esse treinamento e quais são as variáveis que ele manipula. Analise os princípios do treinamento listados a seguir e os associe às respectivas características.

    1. Princípio da especificidade.
    2. Princípio da individualidade.
    3. Princípio da sobrecarga.

    ( ) Devem ser feitas modificações de frequência, volume e intensidade.
    ( ) O treino tem de ser específico para cada objetivo.
    ( ) É preciso considerar as habilidades e capacidades de cada atleta.
    ( ) O aumento da sobrecarga deve aumentar para gerar adaptações.

Assinale a alternativa que apresenta a sequência correta:
a) 3, 1, 2, 3.
b) 1, 1, 3, 2.
c) 2, 3, 1, 2.
d) 2, 1, 3, 3.
e) 3, 2, 1, 1.

Gabarito: a

Feedback **do exercício:** O princípio da especificidade (1) sugere que o treino tem de ser específico para gerar adaptações específicas, ou seja, a especificidade é o princípio básico para garantir um bom planejamento do treino. O princípio da individualidade (2) indica que as individualidades e as diferenças de cada atleta são importantes para desenvolver uma boa periodização, considerando suas capacidades específicas. Para o princípio da sobrecarga (3), deve haver um aumento da sobrecarga para gerar adaptações musculares, modificando-se a frequência, o volume e a intensidade do treino.

5.2 Métodos de treinamento

A melhora do desempenho nas modalidades esportivas é resultado de um conjunto de fatores. Além de identificar aptidões do indivíduo, é necessário que haja um acompanhamento nutricional, uma correta periodização, uma assistência médica voltada à prevenção de lesões, tendo à disposição os equipamentos necessários. Portanto, agora, cabe tratarmos dos métodos de treinamento, aeróbio e anaeróbio, que podem melhorar o desempenho em diferentes modalidades esportivas.

5.2.1 Métodos de treinamento anaeróbio

Para melhorar as capacidades anaeróbias, é necessário realizar exercícios que produzam três tipos de metabólitos: ATP, ATP-CP e ácido lático. Primeiramente, atividades de velocidade e potência e de curta duração utilizam, predominantemente, as vias anaeróbias e que são base do treinamento anaeróbio. De acordo com Mcardle, Katch e Katch (2016, p. 731):

> A participação de músculos específicos em explosões máximas repetidas de 5 a 10 s de esforço sobrecarrega a transferência de energia proveniente desse reservatório de fosfagênios. Acumulam-se apenas pequenas quantidades de lactato, e a recuperação progride rapidamente. A atividade física pode começar novamente após um período de repouso de 30 s. A utilização de curtos períodos de esforço explosivo entremeados com recuperação representa uma aplicação altamente específica do treinamento intervalado para o condicionamento anaeróbico.

Sugere-se que atividades que necessitem da capacidade anaeróbica sejam específicas do esporte, em razão da velocidade desejada ou da potência requerida. Treinos pliométricos, de explosão, como *sprints* de corrida, movimentos de explosão muscular combinados a levantamento de peso e a combinação desses tipos de exercícios podem ser utilizados para melhorar a capacidade anaeróbia.

Quanto à disponibilidade de lactato, devem ser aplicados exercícios máximos com duração de 1 minuto. Esse tipo de exercício requer grande esforço físico, combinado a um altíssimo nível de condicionamento e esforço psicológico; além disso, para gerar um acúmulo de lactato, necessita de 3 a 5 minutos de recuperação. A repetição desse tipo de exercício resulta em melhora dessa capacidade a longo prazo. Entretanto, é importante especificar a musculatura recrutada para a modalidade requerida, ou seja, para um nadador, deve ser usado um ergômetro de braço adaptado.

Figura 5.1 – Vias energéticas predominantes em cada tipo de exercício e sua duração

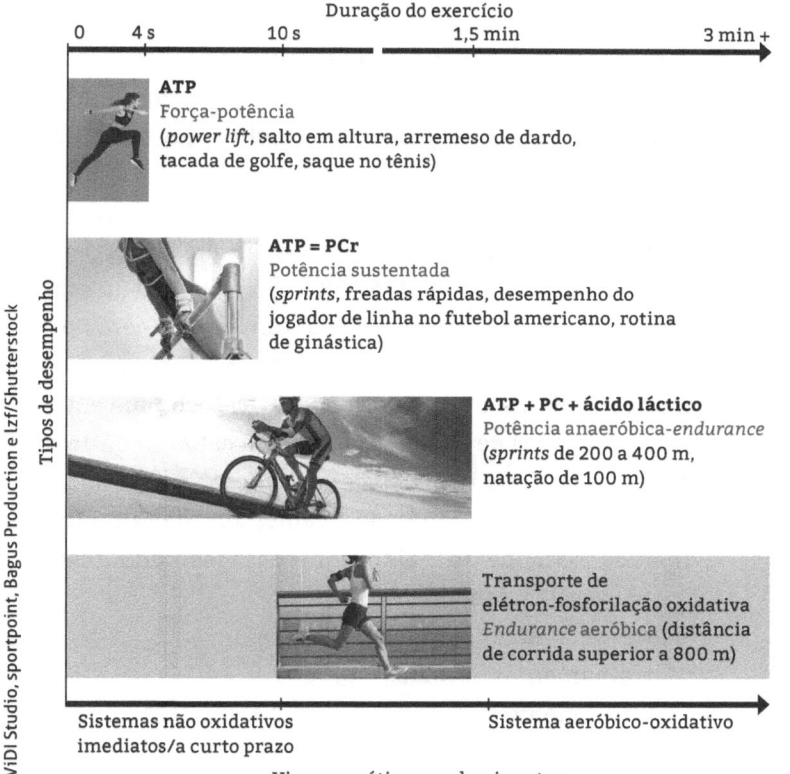

Duração do exercício: 0 — 4 s — 10 s — 1,5 min — 3 min +

ATP
Força-potência
(*power lift*, salto em altura, arremeso de dardo, tacada de golfe, saque no tênis)

ATP = PCr
Potência sustentada
(*sprints*, freadas rápidas, desempenho do jogador de linha no futebol americano, rotina de ginástica)

ATP + PC + ácido láctico
Potência anaeróbica-*endurance*
(*sprints* de 200 a 400 m, natação de 100 m)

Transporte de elétron-fosforilação oxidativa
Endurance aeróbica (distância de corrida superior a 800 m)

Sistemas não oxidativos imediatos/a curto prazo — Sistema aeróbico-oxidativo

Vias energéticas predominantes

Fonte: Mcardle; Katch; Katch, 2016, p. 696.

5.2.2 Métodos de treinamento aeróbio

De acordo com Mcardle, Katch e Katch (2016), para aplicar corretamente treinos de métodos aeróbios, existem dois fatores importantes a serem considerados:

1. a intensidade do exercício deve chegar à demanda cardiovascular ao ponto que aumente o volume sistólico e o débito cardíaco.
2. "A sobrecarga cardiovascular ativa grupos musculares específicos para cada esporte de forma a aprimorar a circulação local e o 'mecanismo metabólico' dos músculos" (Mcardle; Katch; Katch, 2016, p. 732).

Dessa forma, o treinamento aeróbio deve sobrecarregar os componentes de transporte de oxigênio que fazem parte do mecanismo aeróbio. Além disso, o princípio da especificidade deve ser empregado no treinamento aeróbio, a fim de que os atletas treinem exercícios das respectivas modalidades a serem desenvolvidas. Métodos que englobam atividades de longa duração, com esforço contínuo e atividades repetitivas, podem melhorar a capacidade aeróbia. Entre esses métodos, vamos abordar aqui três tipos de treinamento mais comuns para melhorar a capacidade aeróbia, sendo:

1. treinamento intervalado;
2. treinamento contínuo;
3. treinamento *fartlek*.

5.2.2.1 Treinamento intervalado

O treinamento intervalado, ou como é comumente conhecido HIIT (*high-intensity interval training*), é aplicado com intervalos de atividade física de alta intensidade seguido de repousos. Em geral, as séries variam de minutos a poucos segundos, dependendo do objetivo do treino, do nível de condicionamento do indivíduo e das atividades praticadas. O treinamento intervalado deve seguir quatro considerações:

1. intensidade dos intervalos entre os exercícios;
2. duração desse intervalo;

3. duração da recuperação;
4. número de repetições do exercício, dos intervalos e da recuperação.

Já foi demonstrado que sessões realizadas três vezes por semana durante duas semanas de treinamento intervalado com esforço máximo podem melhorar a capacidade no desempenho *endurance* e a capacidade oxidativa muscular (Mcardle; Katch; Katch, 2016). Considerando as fontes energéticas necessárias para desempenhar exercícios em um tempo específico, se o intervalo de exercício durar até 10 segundos, as fontes primárias utilizadas são ATP e ATP-CP predominantemente, sem acúmulo de ácido lático no sangue. Isso significa que há fadiga mínima durante o intervalo e a recuperação ocorre rapidamente. No quadro a seguir, estão demonstrados exemplos de treinamento intervalado.

Quadro 5.2 – Considerações de treinamento intervalado

Intervalo de exercício	Em geral, acrescentar 1,5 a 5,0 s ao "melhor tempo" da pessoa que se exercita para distâncias de treinamento entre 55 e 220 jardas (1 jarda ~ 0,9 m) para a corrida e de 15 e 55 jardas para a natação. Se uma pessoa consegue correr 60 jardas a partir do bloco de partida em 8 s, o tempo de treinamento para cada repetição seria de 8 + 1,5, ou 9,5 s. Para uma distância de treinamento intervalado de 110 jardas, acrescentar 3 s e para uma distância de 220 jardas, acrescentar 5 s aos melhores tempos da corrida. Esse tipo específico de treinamento intervalado aplica-se ao treinamento do sistema energético intramuscular do ATP-PCr.
Distâncias de treinamento de 440 jardas na corrida ou de 110 jardas na natação	Determinar a taxa do exercício subtraindo 1 a 4 s da melhor parte das 440 jardas de uma corrida de uma milha ou da melhor parte das 110 jardas de uma prova de natação de 440 jardas. Se uma pessoa percorre uma milha em 7 min (com uma média de 105 s para 440 jardas), o intervalo de tempo para cada repetição de 440 jardas é de 104 s (105 – 1) a 101 s (105 – 4). Para os intervalos de treinamento superiores a 440 jardas, acrescentar 3 a 4 s para cada trecho de 440 jardas da distância intervalada. Ao correr um intervalo de 880 jardas, o corredor que percorre uma milha em 7 min corre cada intervalo em aproximadamente 216 s [(105 + 3) × 2 = 216].

(continua)

(Quadro 5.2 – conclusão)

Intervalo de recuperação	O intervalo de recuperação pode ser tanto passivo (repouso-recuperação) quanto ativo (trabalho-recuperação). A razão entre a duração do exercício e a duração da recuperação em geral formula a duração do intervalo de recuperação. A razão 1:3 aplica-se, em geral, ao treinamento do sistema de energia imediata. Assim, para um velocista que corre a intervalos de 10 s, o intervalo de recuperação é igual a aproximadamente 30 s (3 × 10 s). Para treinar o sistema de energia glicolítico a curto prazo, o intervalo de recuperação é, em média, duas vezes maior que o intervalo de exercício ou uma razão de 1:2. Essas razões específicas de trabalho-recuperação para o treinamento anaeróbico devem garantir restauração suficiente dos fosfatos intramusculares e/ou remoção também suficiente de lactato para que a próxima sessão de exercício possa prosseguir com fadiga mínima.
A razão ideal entre exercício e intervalo para recuperação costuma ser de 1:1 ou 1:1,5 para treinar o sistema aeróbico energético a longo prazo.	Durante um intervalo de exercício de alta intensidade de 60 a 90 s, o consumo de oxigênio aumenta rapidamente até um alto nível, mas continua sendo inadequado para atender às necessidades energéticas do exercício. O intervalo de recuperação recomendado faz com que o intervalo do exercício subsequente comece antes da recuperação completa (antes do retorno ao consumo basal de oxigênio). Isso assegura que o estresse metabólico cardiovascular e aeróbico alcance níveis quase máximos com intervalos de exercício repetidos, porém relativamente curtos. A duração do intervalo de repouso adquire menor importância com os períodos mais longos de exercício intermitente, pois haverá tempo suficiente para que o corpo se ajuste aos parâmetros metabólicos e circulatórios durante a atividade física.

Fonte: Mcardle; Katch; Katch, 2016, p. 735.

Além desse tipo de exercício, é possível usar *sprint* no treinamento intervalado para melhorar tanto a capacidade aeróbia quanto anaeróbia. Isso pode ser feito em *sprints* de corrida ou *sprints* em cicloergômetro, por exemplo. Um treino de sete semanas, três vezes por semana, com protocolos de *wingate*, 30 s em cicloergômetro no esforço máximo, com 2 a 4 min de recuperação, já apresentou melhoras na capacidade de $VO_{2máx}$ e em marcadores enzimáticos (Mcardle; Katch; Katch, 2016).

5.2.3 Treinamento contínuo

O treinamento contínuo é bastante conhecido, sendo desenvolvido com longas distâncias e exercícios cíclicos envolvendo atividades com predominância da capacidade aeróbia, em razão da intensidade e da duração do exercício. A forma como identificar ou controlar a intensidade desse tipo de treinamento está descrita na sessão de controle da carga.

Esse tipo de treinamento contínuo tem característica submáxima, e a progressão do esforço é mensurada por meio da duração da atividade. Por esse motivo, é bastante indicado para indivíduos iniciantes, a fim de melhorar as capacidades aeróbias, bem como para indivíduos que não podem realizar esforços muito intensos em virtude de doenças coronarianas, problemas cardiovasculares ou problemas articulares graves.

Tomando como base o princípio da especificidade, atletas corredores de longa distância equalizam o treinamento como a competição real, conseguindo emular, no treinamento, o exercício que será realizado na competição. Isso significa que a intensidade pode ser duplicada para o atleta treinar no mesmo nível e se preparar com eficiência.

Exercício resolvido

2. Para a realização de qualquer atividade física, é necessária a contribuição das vias energéticas, o que depende do tipo de intensidade e duração do exercício e desempenho físico, fatores que influenciam na contribuição energética. Sobre isso, qual é o sistema energético predominante para exercícios de força-potência, de curtíssima duração (até 10 s) e de alta intensidade?
   a) Sistema anaeróbio alático.
   b) Sistema anaeróbio lático.
   c) Sistema glicolítico.
   d) Sistema aeróbio.

Gabarito: a.

Feedback do exercício: O sistema anaeróbio lático tem predominância de ATP-CP, disponível para exercícios de curtíssima duração (até 10s), em intensidade muito alta (ou seja, exercício extenuante), com características de força ou potência muscular.

5.2.4 Treinamento *fartlek*

O treinamento *fartlek*, originado na década de 1940, vem ganhando espaço nos treinamentos atuais com uma proposta mesclada de treinamento intervalado e contínuo. O nome *fartlek* significa "jogo da velocidade" e utiliza tradicionalmente a corrida como exercício com mescla de velocidade rápida e lenta, podendo ser feito em diferentes planos. Com o passar dos anos e a evolução do método, outras modalidades adquiriram o método, como o ciclismo, a natação e outros esportes *endurance*.

A principal diferença do treinamento *fartlek* para os anteriores é que os intervalos entre exercício e recuperação são feitos de maneira individual, sendo o atleta que determina esses intervalos. Se o treinamento *fartlek* for feito da maneira correta, ele pode auxiliar os três sistemas energéticos corporais. É importante utilizar esse tipo de método para variar os treinamentos e proporcionar um condicionamento corporal geral.

Resumidamente, o método *fartlek* consiste em permitir que o atleta determine a intensidade do treino; entretanto, quem determina o volume é seu treinador (Dantas, 1985). Esse método é bastante utilizado em combinação com os outros métodos, de acordo com cada tipo de treinamento, periodização, respeitando os princípios do treinamento. Cogo (2009, p. 50) defende que:

> O método fartlek é claramente descontraído e mais atraente para o público amador, visto que até mesmo os de elite o utilizam para evitar

a monotonia das pistas de atletismo; o corredor iniciante se concentra em si mesmo, evitando comparar-se com outros indivíduos mais bem condicionados e assim evoluir em suas valências sem correr o risco de ultrapassar seus limites.

Exemplificando

Em uma corrida de 15 km, os corredores podem repetir o treino de três a cinco vezes por semana, sendo cada treino realizado da seguinte maneira:

- 1º treino: repetir sete a oito vezes a sequência de trote de 400 m e corrida forte de 400 m;
- 2º treino: repetir quatro a cinco vezes a sequência de 1 km de corrida leve, 200 m de corrida forte e 1,5 km de trote;
- 3º treino: 8 km de treino contínuo;
- 4º treino: repetir sete a oito vezes a sequência de trote de 400 m e corrida forte de 600 m;
- 5º treino: 10 km de treino contínuo.

Perceba que a intensidade de cada tipo de corrida (trote, leve, moderado e forte) é o atleta que determina. Já o volume de treino, ou seja, a quantidade de quilômetros imposta em cada treino é determinada com base na periodização desse atleta pelo seu treinador.

5.3 Controles interno e externo da carga

Para conseguir planejar e, posteriormente, controlar o desempenho em um programa de treinamento físico, é preciso controlar a carga de treino. O controle da carga de treino deve ser calculado previamente e avaliado durante as sessões. Dessa forma, é possível identificar os controles interno e externo da carga de treino. A carga externa de treino é influenciada por componentes qualitativos (intensidade) e quantitativos (volume, duração e frequência) (Impellizzeri; Rampinini; Marcora, 2005). Já a carga interna é definida a partir da associação entre a carga externa e as características individuais de cada atleta (Durigan; Chagas; Proença, 2018). A seguir, detalharemos esses dois tipos de controle de carga de treino.

5.3.1 Controle interno

A carga interna é determinada pelos estresses fisiológico e psicológico atrelado a uma carga externa. A importância do controle da carga interna reside no fato de que essa estimativa indica se a intensidade do treino está adequada à proposta indicada na periodização do treinamento. Dessa maneira, existem algumas formas de controlar a carga interna com base em variáveis fisiológicas e psicológicas.

O monitoramento da carga interna a partir de **variáveis fisiológicas** pode ser feito por meio da avaliação do consumo de oxigênio, da frequência cardíaca (FC) e de marcadores sanguíneos. A FC pode ser avaliada de três formas: (1) pelo valor da FC bruta, (2) pelo percentual da FC máxima ou (3) pela variabilidade da FC.

Já está descrito na literatura que a capacidade aeróbica de um indivíduo deve melhorar se a intensidade de seu esforço se mantém entre 55% a 70% da FC máxima (Mcardle; Katch; Katch, 2016). Primeiramente, para saber qual é a FC máxima de um indivíduo, o cálculo mais conhecido é a relação da FC com a idade:

$$FC_{máxima} = 220 - idade\ (anos)$$

O método de Karvonen consegue indicar um limiar da FC a partir de 60% da diferença entre o valor de repouso pelo valor da FC máxima, conforme a fórmula:

$$FC_{limiar} = FC_{repouso} + 0{,}60\ (FC_{máx} - FC_{repouso})$$

A intensidade de 70% da FC máxima não se refere a uma atividade intensa, mas sim a um nível moderado, comumente sem desconforto em pessoas saudáveis. Com o controle da carga interna pela FC, há uma melhora da aptidão aeróbia durante o treinamento. Essa progressão aeróbia pode começar com uma leve caminhada, seguida de uma caminhada moderada a rápida, trote mesclado com caminhada, trote rápido, até chegar à corrida, que pode alterar os níveis de frequência cardíaca e melhorar a aptidão aeróbia. Uma forma de fixar as zonas de intensidade do treinamento é por meio das FC preditas para a idade, que já foram bem delimitadas na literatura em estudos populacionais.

O monitoramento da carga interna a partir de **variáveis psicológicas** comumente é feito pela aplicação de diferentes questionários com vistas a avaliar o humor ou o estresse gerado, ou pela aplicação de escalas de esforço percebido (e.g., Borg 6-20, Omni, CR10, CR100, entre outros). Essas escalas de esforço percebido são utilizadas para avaliar a intensidade do exercício e são muito sensíveis em identificar se o treinamento está sendo eficiente e se o indivíduo está evoluindo, com base em avaliações pré e pós-treinamento.

Dessa forma, a aplicação de questionários e escalas de esforço percebido é bastante indicada quando se quer ter o controle interno da carga de treino. Um exemplo está indicado na figura a seguir, em que a escala de esforço percebido de Omni, desenvolvida para exercício resistido, pode ser aplicada durante o treino. Essa é uma escala de 10 pontos, na qual o atleta avalia seu esforço ao realizar o exercício.

Figura 5.2 – Escala de esforço percebido de Omni para exercício resistido

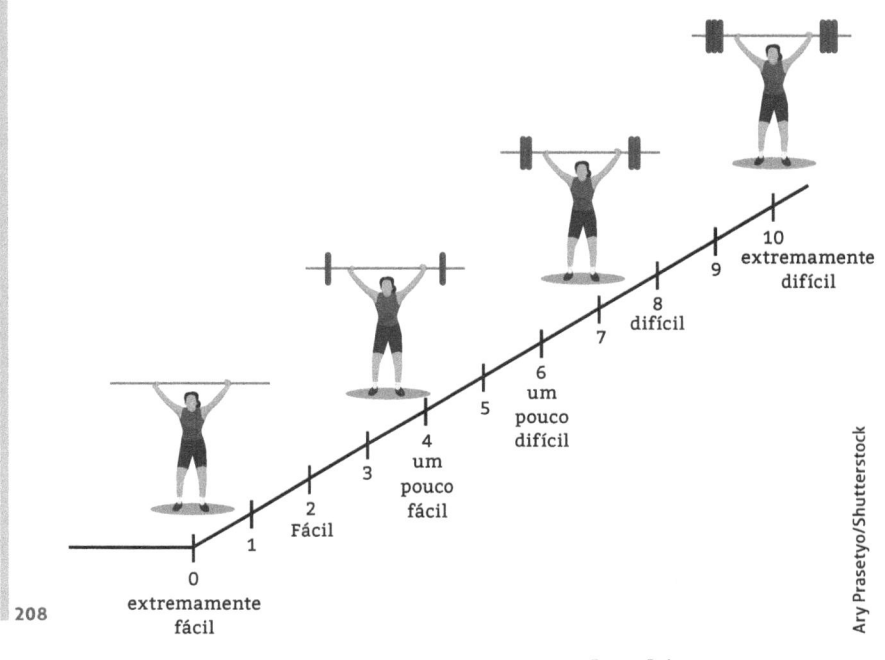

10 extremamente difícil
9
8 difícil
7
6 um pouco difícil
5
4 um pouco fácil
3
2 Fácil
1
0 extremamente fácil

Fonte: Robertson, 2004, p. 104.

Uma das escalas de esforço percebido mais famosas e utilizadas é a escala de Borg 6-20 (Borg, 1998). Essa escala foi uma das primeiras escalas a serem desenvolvidas com o intuito de avaliar o esforço de uma atividade física. Sua ampla utilização se deve ao fato de esse instrumento ser barato, fácil de aplicar e extremamente simples de interpretar (Borg, 1998; Faulkner; Eston, 2008). A Escala de Borg 6-20 é uma escala numérica com descritores verbais relacionados às respectivas categorias numéricas, possibilitando comparações entre indivíduos ou entre diferentes períodos do treinamento (Noble; Robertson, 1996). A Escala de Borg 6-20 foi adaptada ao português brasileiro e apresenta três pontos importantes para sua correta utilização e aplicação, de acordo com Cabral et al. (2017):

1. é necessário que os participantes saibam qual é a definição correta da percepção de esforço;
2. é importante utilizar as instruções padronizadas da escala quando for aplicá-la;
3. é preciso que haja pelo menos um dia de familiarização com o exercício-alvo.

Dessa forma, é importante saber que a definição correta da percepção de esforço proposta por Borg (1998) é a percepção do quão pesado e difícil é uma tarefa física. A percepção definida por essa escala é relacionada à sensação geral de esforço do corpo, abrangendo tanto cansaço muscular quanto sensação de falta de ar decorrente do exercício. Isso é importante para que o esforço não seja confundido com outras sensações como dor ou o desconforto térmico. Além disso, as instruções devem seguir o padrão já ajustado para a população brasileira (Cabral et al., 2020), pois isso auxilia na precisão dos resultados, uma vez que instruções aleatórias podem dificultar o entendimento do indivíduo e gerar imprecisão nos resultados. Portanto, aplicar as instruções padronizadas auxilia na comparação entre estudos. As instruções padronizadas para o uso da Escala de Borg 6-20 são:

> Durante o exercício, atribua um valor para sua percepção do esforço, isto é, o quão pesado (difícil) e árduo o exercício é para você. A sua percepção depende principalmente do esforço e do cansaço em seus músculos e da sensação de falta de ar ou incômodo no peito decorrentes do exercício.
>
> A escala varia entre 6 e 20; 6 significa "nenhum esforço" e 20, "esforço máximo"; já 9 corresponde a um exercício "muito leve". Para pessoas saudáveis, é como uma caminhada lenta no seu próprio ritmo por alguns minutos. O 13 corresponde a um exercício "um pouco difícil", mas a pessoa ainda se sente bem para continuar. Já o 17, "muito difícil", corresponde a um exercício árduo, sendo percebido como muito pesado. Uma pessoa saudável se sente muito cansada, mas ainda pode prosseguir se continuar realmente se esforçando. O 19, por sua vez, corresponde à "extremamente difícil", ou seja, a um nível de exercício extremamente árduo.

Para a maioria das pessoas este é o exercício mais extenuante que elas já experimentaram na vida.

Assim, tente avaliar a sua percepção do esforço o mais honestamente possível e de maneira precisa, sem pensar na carga do exercício em si. Não atribua valores maiores ou menores do que sua real percepção. É a sua própria percepção que é importante, não como ela se compara com a de outras pessoas. Olhe para a escala e para as expressões verbais, e então indique um número. (Cabral et al., 2017, p. 3-4, tradução nossa)

Por fim, a familiarização com a escala deve ser feita com os indivíduos que utilizarão a Escala de Borg 6-20 para assegurar que eles compreenderam como a escala funciona, para evitar que reportem outra sensação física (como a dor) e, principalmente, para evitar subestimação ou superestimação das percepções de esforço. Outra justificativa reside no fato de que, a partir de pelo menos uma sessão de familiarização, há a testagem das ancoragens verbais e da recordação da memória.

Figura 5.3 – Escala de esforço percebido de Borg 6-20

6	nenhum esforço
7	
	Extremamente leve
8	
9	muito leve
10	
11	leve
12	
13	um pouco difícil
14	
15	difícil (pesado)
16	
17	muito difícil
18	
19	extremamente difícil
20	esforço máximo

Fonte: Cabral et al., 2020, p. 105, tradução nossa.

Outra forma de controlar a carga interna a partir da escala de esforço percebido é monitorando o esforço percebido da sessão de treino. Isso pode ser feito de maneira mais simples e é muito utilizado quando há muitos alunos ou atletas em uma mesma sessão de treino. A escala deve ser aplicada de 10 a 30 minutos após o término da sessão de treino, perguntando para o atleta qual foi a percepção do esforço geral da sessão de treino. A partir desse valor, é multiplicado pela duração da sessão em minutos, gerando o esforço percebido da sessão de treino como um todo.

Exercício resolvido

3. Leia o trecho a seguir:

> A PE, segundo Borg, refere-se principalmente ao trabalho muscular intenso que envolve uma tensão relativamente grande sobre os sistemas musculoesquelético, cardiovascular e respiratório. Ainda, a PE está intimamente relacionada ao conceito de intensidade do exercício, ou seja, de quão pesada e extenuante é uma tarefa física, podendo ser definida como sendo a intensidade de esforço, tensão, desconforto e/ou fadiga que são experimentados durante os exercícios físicos – aeróbicos e de força. (Tiggemann; Pinto; Kruel, 2010).

A percepção de esforço é uma das variáveis que pode ser utilizada para o controle interno da carga de treino, avaliando o esforço percebido pelo atleta durante o exercício ou ao final da sessão. Sobre o tema, assinale a alternativa correta:

a) A escala de Omni é uma das escalas de esforço percebido desenvolvidas para exercícios resistidos.
b) A escala de Omni tem 15 pontos e é uma das formas de avaliar a carga interna de treino.
c) O esforço percebido da sessão pode ser avaliado durante o desenvolvimento do treino.
d) Somente a escala de Omni pode ser usada para avaliar o esforço percebido de atletas de alto rendimento.

Gabarito: a.

Feedback do exercício: A escala de Omni foi desenvolvida para o exercício resistido, varia de 0 a 10 pontos e pode ser usada para avaliar a carga interna de treino. Além disso, o esforço percebido da sessão deve ser avaliado após 10 a 20 minutos o treino ser concluído, e não durante o desenvolvimento do treino. Por fim, é possível avaliar o esforço percebido a partir de outras escalas, como a escala de Borg 6-20, CR10 e CR100, por exemplo.

5.3.2 Controle externo

A carga externa é controlada a partir de variáveis aplicadas no treino que são independentes das características do atleta que está realizando. Por exemplo, se a sessão for de 10 km de corrida, esta será igual para todos os atletas que estão utilizando essa planilha. Isso ocorre quando um treinador está aplicando um mesmo treino para um grupo homogêneo de atletas no qual a carga externa é a mesma para todos.

Portanto, o monitoramento da carga externa é mais fácil e mais quantificável, pois pode ser feito de diversas formas a partir da potência em watts, da velocidade em metros por segundo ou quilômetros por hora, do tempo em minutos ou segundos, da distância em metros ou km. Para o treinamento resistido, a forma de controlar a carga externa pode ser feita a partir do peso em quilogramas e do número de repetições máximas (RM). Dessa forma, percebemos que o controle da carga externa mede o "estresse de treino" avaliado pela quantidade de treino daquela sessão, independentemente das medidas psicofisiológicas de cada atleta. Portanto, a carga de treino é o resultado do volume e intensidade do treino. O volume é um aspecto quantitativo da carga, e a intensidade é um aspecto qualitativo.

Perguntas & respostas

1. **Como descrever o volume?**

   O volume é descrito como a quantidade de trabalho realizado, que pode ser tanto absoluto quanto relativo. Para avaliar o volume absoluto ou relativo daquela carga externa, definimos essa quantidade de trabalho com base na quantidade de repetições e de séries e do peso. Para o volume absoluto, devemos multiplicar a quantidade de repetições e de séries e da carga. Para o volume relativo, multiplicamos as repetições e as séries.

   A intensidade é descrita como a qualidade do esforço realizado, que também pode ser absoluto ou relativo. A avaliação a partir de RM pode caracterizar a intensidade absoluta ou relativa daquela carga. Isso significa que a intensidade absoluta diz o valor do peso em determinado número de repetições, ou seja, 1 RM, 5 RM, 10 RM e assim por diante. A intensidade relativa diz o peso daquela massa a partir do percentual do máximo, ou seja, 50% de 1RM, por exemplo.

Exemplificando

Um atleta está realizando o exercício de levantamento terra. Nesse exercício, o atleta faz 4 séries de 8 RM, com 100 kg. Nesse caso, o volume absoluto é de 3200 kg (isto é, 4 séries × 8 RM × 100 kg), o volume relativo é de 32 repetições (i.e., 4 séries × 8 RM) e a intensidade absoluta é de 8 RM. Não é possível descrever a intensidade relativa, uma vez que é necessário saber o percentual do máximo que esse atleta está fazendo nesse exercício em questão.

O que é?

RM ou **repetição máxima** é o número máximo de repetições por série que podem ser realizadas consecutivamente com a técnica correta de levantamento e utilizando determinada carga (Fleck; Kraemer, 2017).

Portanto, a relação da carga interna e da carga externa são extremamente importantes para identificar o esforço e a fadiga daquele atleta. Então, os controles interno e externo são fundamentais para compreender e monitorar o progresso do treinamento.

5.4 Fatores que afetam o desempenho

Existem diversos fatores que podem afetar o desempenho físico, tanto relacionados ao ambiente externo quanto a variáveis fisiológicas. Entre os fatores ambientais ou externos, estão:

- ingestão de nutrientes;
- ingestão de água;
- prática e treinamento;
- altitude;
- níveis de calor;
- níveis de umidade;
- temperaturas extremas;
- falta de aclimatação.

Por outro lado, devemos ainda considerar as variáveis fisiológicas e características psicológicas, uma vez que também afetam o desempenho, como:

- função do sistema nervoso central;
- envio de sinais nervosos para desempenho;

- tipo predominante de fibras musculares;
- tipo corporal para um desempenho específico;
- produção energética;
- fontes anaeróbias como ATP-CP, glicólise;
- fontes aeróbias como $VO_{2máx}$, débito cardíaco, liberação de $O_2/Hb/PO_2$, extração de O_2, mitocôndrias.

O esquema a seguir apresenta todos esses fatores, e podemos perceber que alguns exercícios ou modalidades são mais fáceis ou mais difíceis a depender tanto da predisposição à realização da atividade quanto do nível de tempo despendido para treinar determinada modalidade.

Figura 5.4 – Fatores que afetam o desempenho físico

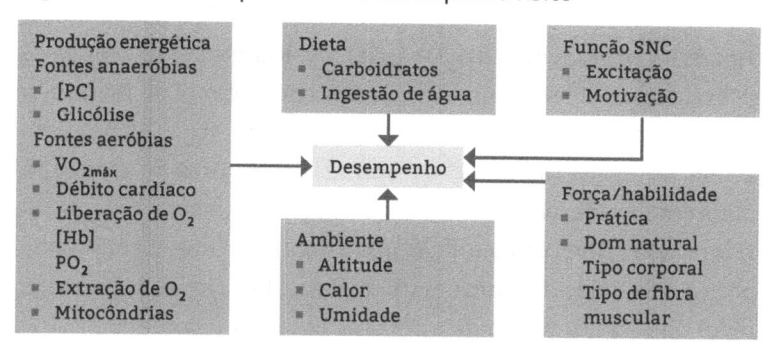

| Produção energética
Fontes anaeróbias
• [PC]
• Glicólise
Fontes aeróbias
• $VO_{2máx}$
• Débito cardíaco
• Liberação de O_2
• [Hb]
• PO_2
• Extração de O_2
• Mitocôndrias | Dieta
• Carboidratos
• Ingestão de água

→ Desempenho ←

Ambiente
• Altitude
• Calor
• Umidade | Função SNC
• Excitação
• Motivação

Força/habilidade
• Prática
• Dom natural
• Tipo corporal
• Tipo de fibra muscular |

Fonte: Powers; Howley, 2014, p. 443.

5.5 Fadiga

Entre os fatores que limitam o desempenho, a fadiga é um dos fatores que leva os atletas até a exaustão, acabando por interromper o exercício. A exaustão ocorre quando não é possível mais continuar realizando a atividade física. O problema é que não temos só um tipo de fadiga, ou somente a fadiga neuromuscular e muscular, mas podemos citar alguns tipos de fadiga em que um atleta pode ser acometido:

- fadiga central;
- fadiga periférica;
- fadiga mental;

A **fadiga central** pode ser definida como a diminuição progressiva da capacidade de gerar força ou potência muscular que ocorre a nível supra espinhal. Isso significa que são mecanismos centrais que afetam o desenvolvimento do exercício. Portanto, a fadiga central ocorre quando há uma diminuição dos sinais enviados pelo córtex motor para o músculo, ou seja, o sistema nervoso central está comprometido.

Estudos já demonstraram que a fadiga central pode ser avaliada pela taxa de ativação central (com estímulos sobrepostos a uma CVIM) (Twomey et al., 2017); por meio da avaliação da atividade eletromiográfica normalizada pela amplitude da onda-M (Martin et al., 2018); com base na ativação voluntária mediante estimulação magnética transcraniana (Dekerle et al., 2019); e pela avaliação do nível de ativação voluntária. Essa última é a maneira mais comum de avaliar a fadiga central – a ativação voluntária refere-se ao nível de condução que é voluntariamente enviando para a musculatura durante um esforço. Em outras palavras, o nível de recrutamento de unidades motoras (Gandevia, 2001). Para avaliar a ativação voluntária, temos que usar a técnica de *twitch interpolation* (Merton, 1954). Essa técnica é feita com uma estimulação muscular, no qual deve ser aplicada uma estimulação única no nervo muscular durante uma contração voluntária isométrica máxima (CVIM) e outra estimulação logo após o repouso. A figura a seguir representa a aplicação da técnica para avaliação da ativação voluntária em um participante no qual foi aplicado um estímulo elétrico no platô da contração (força evocada sobreposta) e outro estímulo em repouso (força evocada potencializada). Para saber o nível de ativação voluntária, deve ser aplicada a equação:

Nível de ativação voluntária (%) = (força evocada sobreposta/força evocada potencializada) × 100.

Figura 5.5 – Técnica *twitch interpolation* para avaliação da ativação voluntária

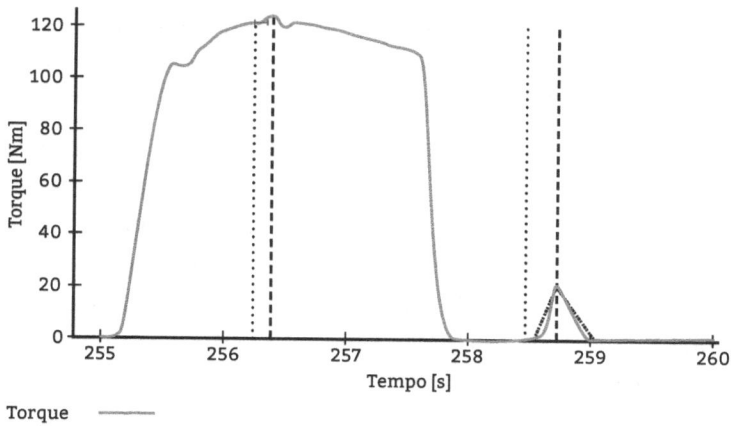

Torque ———
Estímulo ········
Picos - - - -

Fonte: Machaki, 2019, p. 34.

A **fadiga periférica** também está ligada à fadiga neuromuscular, em que há uma diminuição progressiva na capacidade de gerar força ou potência muscular, mas a nível periférico. Portanto, pode ocorrer via mecanismos metabólicos ou mecânicos a nível periférico.

De acordo com Gomes, Lopes e Marchetti (2016, p. 2):

> Quanto às alterações periféricas decorrentes da fadiga, pode-se considerar: (i) o aumento nas concentrações de ADP, Pi, AMP, Ca^{2+} e H^+ o que pode comprometer a interação entre as pontes cruzadas. O acúmulo de H^+ pode reduzir a capacidade de reabsorção do Ca^{2+} pelo retículo sarcoplasmático (RS), e assim, aumentando o tempo de relaxamento muscular após contrações fatigantes, já o Pi pode inibir a liberação de Ca^{2+} pelo RS; (ii) o aumento nas concentrações de magnésio (Mg^{2+}), neutralizando a liberação do Ca^{2+} pelo RS; (iii) queda dos estoques de fosfocreatina e glicogênio muscular, reduzindo as quantidades de substratos energéticos

para a ressíntese imediata de ATP; (iv) redução da velocidade de condução e da amplitude dos potenciais de ação (acoplamento excitação/contração) em decorrência do efluxo de potássio (K^+) e (v) alterações no limiar de excitabilidade das fibras musculares para potenciais de ação (axônios motores) e atraso da fase de relaxamento após um abalo contrátil. Isso ocorre devido a remoção mais lenta de Ca^{2+} decorrente da redução das concentrações de ATP e das alterações no tempo em que as pontes cruzadas demoram para se desconectar após a remoção dos íons de Ca^{2+}.

Uma das formas de avaliar a fadiga periférica é por meio da estimulação elétrica em um nervo com a musculatura em repouso. Essa avaliação é uma importante ferramenta de teste para a avaliação da função neural e/ou muscular *in vivo*, pois é capaz de induzir contrações musculares padronizadas cujas propriedades elétricas (EMG) e mecânicas (torque) podem ser facilmente quantificadas (Maffiuletti et al., 2011).

Para saber mais

Para compreender de modo mais aprofundado os mecanismos relacionados à fadiga neuromuscular e à exaustão e sua relação com o desempenho de *endurance*, leia o artigo indicado a seguir.

SMIRMAUL, B. P. C. The Psychobiological Model: A New Explanation to Intensity Regulation and (in)tolerance in Endurance Exercise. **Revista Brasileira de Educação Física e Esporte**, São Paulo, v. 27, n. 2, p. 333-340, abr./jun. 2013. Disponível em: <https://www.scielo.br/j/rbefe/a/WcpYxrMPvt6NQWQbHkDjtsz/?format=pdf&lang=en>. Acesso em: 30 jun. 2022.

Já a **fadiga mental** pode ser definida como um estado psicobiológico causado por longos períodos de atividade cognitiva (Martin, 2018). Diferentes tipos de atividades podem causar um estado de fadiga mental, como ficar muito tempo dirigindo, fazer cálculos matemáticos, desenvolver diferentes tipos de atividades cognitivas, entre outros. Estudos já mostram que a fadiga mental pode afetar a *performance* física.

Os estudos que trabalham com fadiga mental utilizam diferentes tipos de atividades cognitivas que causam a fadiga mental, como o teste de *stroop*, simulações de direção, desenvolvimento de cálculos matemáticos, entre outros.

Uma das formas de avaliar a fadiga mental indiretamente é por meio da escala VAS de fadiga. VAS, de *Visual Analogue Scale*, é uma escala quantitativa baseado em uma régua de 10 centímetros, que vai desde "nenhum pouco fadigado" a "completamente fadigado", no qual o indivíduo deve indicar nível subjetivo de fadiga daquele instante.

Figura 5.6 – VAS de fadiga subjetiva

Marcar com um "x" seu nível de fadiga:

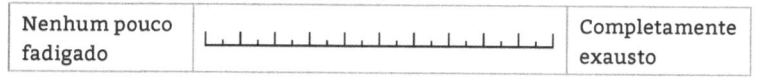

Nenhum pouco fadigado	⊢⊥⊥⊥⊥⊥⊥⊥⊥⊥⊥⊥⊥⊣	Completamente exausto

Outra forma de avaliar o estado de fadiga mental pode ser feito a partir de atividades elétricas cerebrais, comumente feito por eletroencefalogramas. Já existem fortes evidências que, com a fadiga mental, há um aumento de ondas cerebrais teta e alfa de baixa frequência.

▪▪▪ *Síntese*

- Os princípios do treinamento físico estão relacionados à: especificidade, individualidade, sobrecarga, adaptação e interdependência.
- Os métodos de treinamento físico podem ser divididos em anaeróbios, com vias energéticas predominantes de ATP, ATP-CP, ou ácido lático e aeróbios, com treinamento contínuo, intervalado ou *fartlek*.

- O controle interno da carga pode ser feito por medidas fisiológicas, como a frequência cardíaca, e por medidas psicofisiológicas, como a percepção de esforço (por exemplo, a escala de Omni ou a escala de Borg 6-20).
- A escala de Borg 6-20 pode ser utilizada para medir a percepção de esforço geral ou a percepção de esforço de uma sessão de treino.
- O controle externo da carga pode ser feito a partir da potência em *watts* da velocidade em metros por segundo ou quilômetros por hora, do tempo em minutos ou segundos, da distância em metros ou em quilômetros e a partir de repetições máximas.
- Fatores que afetam o desempenho podem estar relacionados à ingestão de nutrientes e água, à prática e ao treinamento, à altitude e a níveis de calor/umidade, além de fadiga neuromuscular e fadiga mental.
- A fadiga central pode ser avaliada a partir do nível de ativação voluntária por meio da técnica de *twitch interpolation*.
- A fadiga periférica está relacionada à diminuição progressiva na capacidade de gerar força ou potência muscular a nível periférico.
- A fadiga periférica pode ser avaliada pela estimulação elétrica na musculatura em repouso.
- A fadiga mental pode ser avaliada de maneira indireta, a partir da escala VAS de fadiga subjetiva ou de análises de atividade elétrica cerebral.

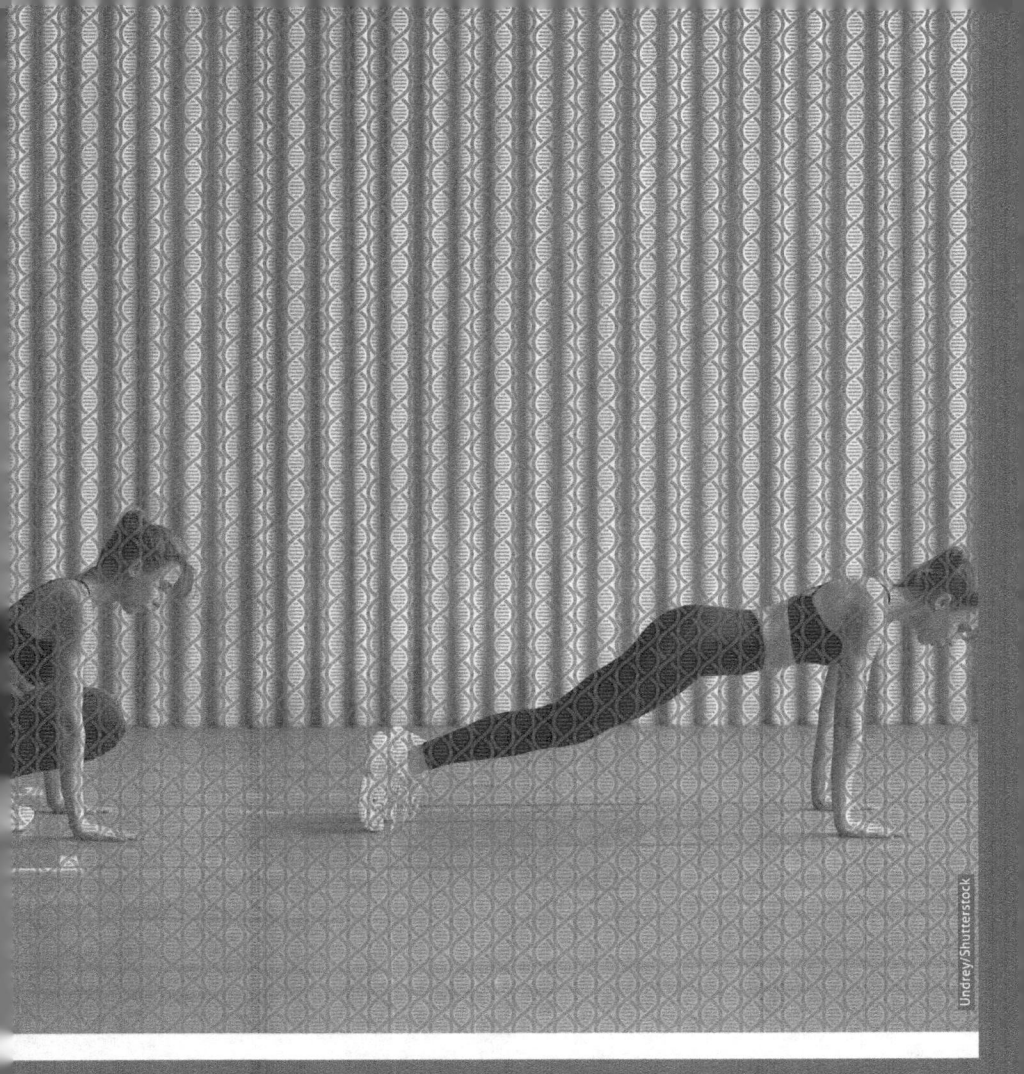

Capítulo 6

Fisiologia e termorregulação

Conteúdos do capítulo

- Mecanismos fisiológicos corporais e termorregulação.
- Mensuração da temperatura durante o exercício.
- Produção *versus* perda de calor corporal.
- Termorregulação e exercício: respostas corporais relacionadas ao calor.
- Aclimatação ao calor.
- Termorregulação e exercício: respostas corporais relacionadas ao frio.
- Aclimatação ao frio.

Após o estudo deste capítulo, você será capaz de:

1. indicar os mecanismos fisiológicos corporais relacionados ao equilíbrio térmico e à termorregulação;
2. apontar os mecanismos relacionados à perda e à produção de calor corporal;
3. avaliar a temperatura corporal por diferentes ferramentas;
4. descrever como ocorrem as respostas corporais relacionadas ao clima frio e quente;
5. especificar os tipos de aclimatação ao frio e ao calor.

O **nosso** organismo está constantemente trabalhando para que as funções fisiológicas estejam sempre em equilíbrio. Existem estímulos que geram desequilíbrio no metabolismo, como a temperatura externa, que induz o organismo a trabalhar constantemente com sua homeostase corporal. Esses estímulos podem gerar tanto a produção quanto a perda de calor corporal. Quem regula esses mecanismos é o hipotálamo, localizado na parte posterior do cérebro.

Dessa forma, quando um atleta se exercita em altas temperaturas, por exemplo, existem respostas corporais de termorregulação que fazem com que o corpo volte para sua homeostase corporal, perdendo calor para o ambiente. Além disso, para que o corpo melhore essa capacidade, a aclimatação é imprescindível. Esse mesmo comportamento pode ser observado quando são realizados exercícios em baixas temperaturas.

Portanto, entender como a termorregulação acontece em temperaturas extremas e como os mecanismos fisiológicos participam dessa regulação é essencial para melhorar a capacidade e a resposta fisiológica de atletas.

6.1 Mecanismos fisiológicos corporais etermorregulação

O ser humano tem uma temperatura média corporal de 36,7 °C a 37 °C. Podemos aguentar um declínio de no máximo 10 °C e um aumento de no máximo 5 °C. A troca de calor pode ocorrer dentro do organismo, por exemplo, entre o sangue e a parede dos capilares, ou a troca do organismo com o ambiente externo, como das mãos para um objeto de ferro ou a superfície do solo durante a corrida. Podemos notar, na tabela a seguir, que há uma termodinâmica durante o repouso e o exercício na produção de calor, na capacidade de resfriamento corporal e na elevação da temperatura.

Tabela 6.1 – Termodiâmica corporal durante o repouso e exercício máximo

Condição	Repouso	Exercício máximo
Produção de calor pelo corpo (1 l de consumo de O_2 = 4,82 kcal)	~0,25 l de O_2/min ~1,2 kcal/min	~4,0 l de O_2/min ~20 kcal/min
Capacidade do corpo para resfriamento evaporativo (Cada 1 ml de evaporação de suor = ~0,6 kcal de perda de calor corporal)		**Transpiração máxima** ~30 ml/min = 18 kcal/min
Elevação de temperatura central	Nenhuma elevação	~1 °C a cada 5 a 7 min

Fonte: McArdle; Katch; Katch, 2016, p. 919.

A morte de esportistas, principalmente de jogadores de futebol americano, é muito comum ocorrer por hipertermia (excesso de calor). O estresse térmico pode causar diversas alterações fisiológicas e levar os atletas a óbito. De acordo com McArdle, Katch e Katch (2016, p. 917):

> No transcorrer dos últimos 30 anos, mais de 100 jogadores de futebol americano, entre os de ensino médio, superior e profissionais, morreram de estresse térmico (calor) excessivo durante um treinamento ou uma competição, e a maioria dessas mortes ocorreram desnecessariamente. Corey Stringer (1974–2001), jogador All-American da Ohio State University e primeiro escolhido pelo NFL Minnesota Vikings, morreu por complicações decorrentes de insolação durante o treinamento de verão. A morte de Stringer fez com que a NFL modificasse profundamente a sua forma de conscientização acerca da insolação, bem como preveni-la, durante os treinamentos anteriores às temporadas de competições. O National Center for Catastrophic Sport Injury Research (www.unc.edu/depts/nccsi/), dos EUA, prepara três relatórios anuais com dados sobre morte e ferimentos esportivos permanentemente incapacitantes, os quais envolvem o encéfalo e a coluna vertebral.

Entre as diversas tragédias que ocorrem no esporte, compreender os mecanismos fisiológicos corporais e de termorregulação é uma forma de prevenir acidentes e evitar que ocorram em decorrência de estresse térmico causado tanto pelo excesso de calor quanto pelo excesso de frio.

Figura 6.1 – Mecanismos de perda e ganho de calor que auxiliam o equilíbrio térmico corporal

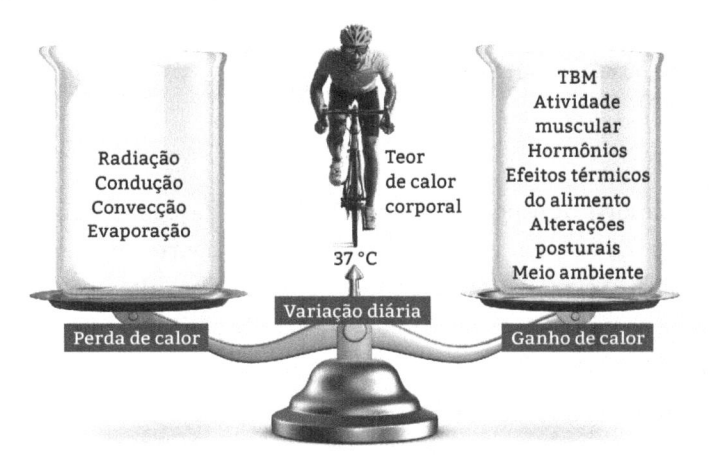

Perda de calor
Radiação
Condução
Convecção
Evaporação

Teor de calor corporal
37 °C
Variação diária

Ganho de calor
TBM
Atividade muscular
Hormônios
Efeitos térmicos do alimento
Alterações posturais
Meio ambiente

Lemberg Vector studio, Ilin Sergey e Eugene Onischenko/Shutterstock

Fonte: McArdle;Katch; Katch, 2016, p. 918.

6.1.1 Equilíbrio térmico corporal

Existem alguns fatores que contribuem para o ganho e a perda de calor corporal. Continuamente, o corpo altera seus mecanismos para equilibrar o organismo e estabilizar sua temperatura para desenvolver suas funções apropriadamente. Isso significa que o corpo tem uma homeostase corporal que equilibra essas funções. Quando acontece alguma alteração externa ou interna nesse mecanismo, a termorregulação faz com que o corpo entre em equilíbrio novamente. Há fatores que contribuem para a perda ou ganho de calor corporal. Por exemplo, durante o exercício físico, há perda de calor por diferentes fatores, o organismo sofre ajustes, por meio da termorregulação, para que as funções corporais continuem a trabalhar, retornando para a homeostase.

A manutenção da temperatura corporal central deve ser mantida para conservação das funções metabólicas. Isso ocorre a partir de um sistema de controle fisiológico, feito por meio de neurônios termorreguladores. Quem coordena a regulação da temperatura corporal é o **hipotálamo**. Portanto, o hipotálamo é o órgão central da termorregulação corporal, essencial para a homeostase corporal.

Figura 6.2 – Hipotálamo e suas áreas

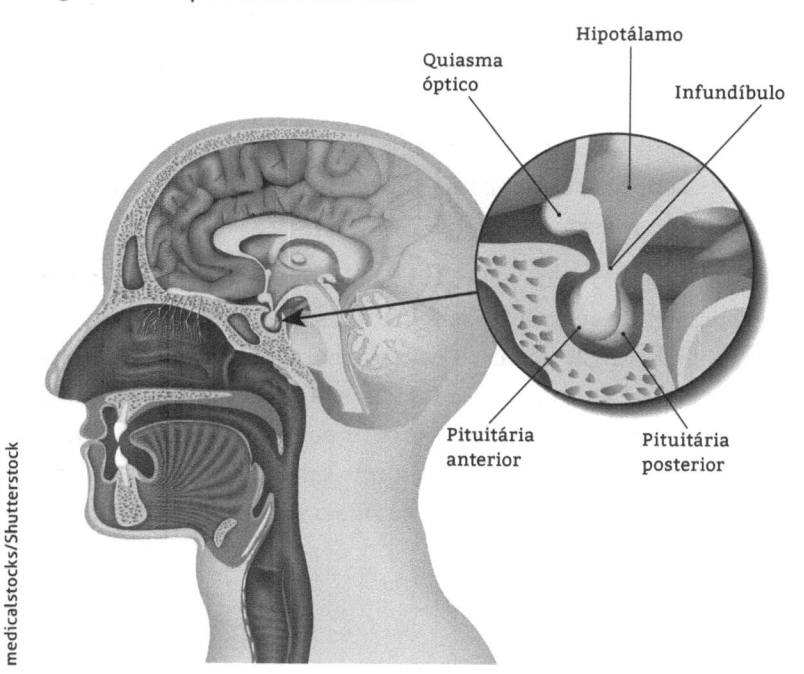

Ademais, é importante lembrar que o hipotálamo, além de controlar a temperatura corporal, controla o apetite, as expressões emocionais e o comportamento sexual. É nele que ocorre a integração entre o sistema nervoso e o sistema endócrino.

O hipotálamo é um órgão situado no encéfalo, faz parte do sistema nervoso e atua como um termostato corporal. É no hipotálamo que a temperatura corporal sempre tenta ser regulada, em média, 37 °C. Esse órgão não consegue desligar os níveis de calor corporais, mas sim ajustar o sistema para acumular mais calor ou dissipá-lo. O hipotálamo anterior refere-se à função de lidar com os aumentos da temperatura corporal, e o hipotálamo posterior refere-se à função de lidar com as diminuições da temperatura corporal.

Existem diversas estruturas na pele que recebem ou enviam as respostas para o hipotálamo. Nesse sistema de controle fisiológico, podemos citar:

- sistema de condução **aferente** (termo receptores centrais e periféricos);
- controle **central de integração** dos impulsos térmicos;
- sistema de respostas **eferentes** levando a respostas compensatória.

As estruturas na pele e no tecido cutâneo que auxiliam a termorregulação estão exemplificadas na figura a seguir. Por exemplo, a transferência de calor corporal para o meio externo pode ocorrer pelo calor produzido pela musculatura estriada esquelética ativa, que envia esse calor por condução, e ele é expelido para o meio externo pela sudorese a partir da evaporação. As formas de perder e de ganhar calor serão descritas detalhadamente nas próximas sessões.

Figura 6.3 – Estruturas da pele e do tecido subcutâneo que participam da termorregulação corporal

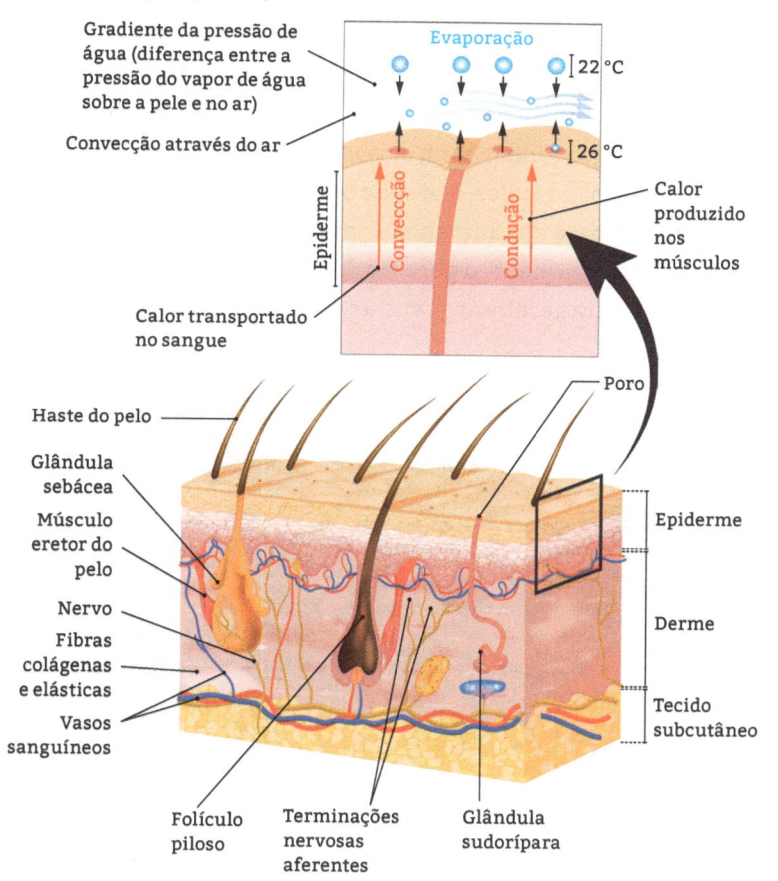

- Gradiente da pressão de água (diferença entre a pressão do vapor de água sobre a pele e no ar)
- Evaporação
- 22 °C
- Convecção através do ar
- 26 °C
- Epiderme
- Convecção
- Condução
- Calor produzido nos músculos
- Calor transportado no sangue
- Poro
- Haste do pelo
- Glândula sebácea
- Músculo eretor do pelo
- Nervo
- Fibras colágenas e elásticas
- Vasos sanguíneos
- Epiderme
- Derme
- Tecido subcutâneo
- Folículo piloso
- Terminações nervosas aferentes
- Glândula sudorípara

Fonte: McArdle; Katch; Katch, 2016, p. 921.

Quando há um aumento da temperatura externa, o corpo consegue reduzir a temperatura por meio da vasodilatação, um mecanismo homeostático de termorregulação para que os capilares sanguíneos se expandam e se aproximem da superfície cutânea, fazendo com que haja uma transferência de energia térmica e produza suor, o que, por conseguinte, passa pela evaporação e diminui a temperatura da pele.

Inversamente, quando há uma diminuição da temperatura externa, o hipotálamo envia sinais por meio de vias eferentes (compostas por neurônios), que indicam a vasoconstrição, fazendo com que os capilares sanguíneos diminuam seu diâmetro (se contraiam) e se afastem da superfície cutânea, fazendo com que a perda de calor diminua. Além disso, há uma mensagem para que haja contração muscular, que pode ocorrer por meio de tremores, por exemplo, para que aumentem os processos catabólicos, como a respiração, e aumente a geração de calor pelo corpo.

De maneira geral, a sequência de reações ocorre da seguinte forma:

Figura 6.4 – Sequência de reações na termorregulação

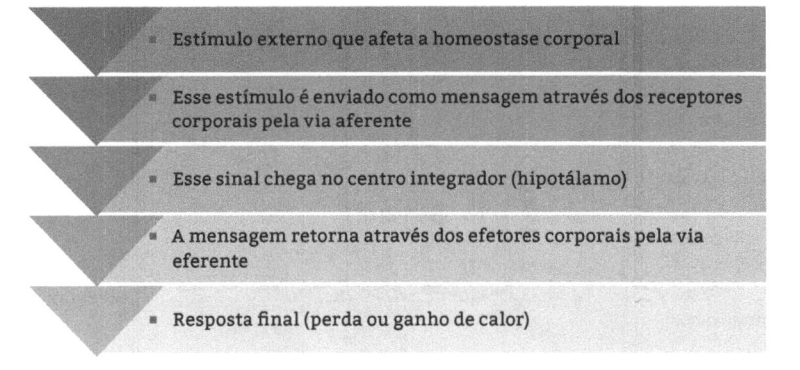

- Estímulo externo que afeta a homeostase corporal
- Esse estímulo é enviado como mensagem através dos receptores corporais pela via aferente
- Esse sinal chega no centro integrador (hipotálamo)
- A mensagem retorna através dos efetores corporais pela via eferente
- Resposta final (perda ou ganho de calor)

Em um ambiente frio, há diminuição da temperatura corporal e a termorregulação aciona diferentes mecanismos para conservação do calor, como:

- vasoconstrição;
- contração muscular por meio de tremores;
- liberação de noradrenalina e de tiroxina;
- não há secreção de suor;
- eriçamento de pelos corporais (para proteger a camada de ar).

Em um ambiente quente, há aumento da temperatura corporal e a termorregulação aciona diferentes mecanismos para dissipação do calor, como:

- vasodilatação;
- aumento da sudorese;
- interrupção dos mecanismos de ganho de calor.

Figura 6.5 – Ganho e perda de calor corporal

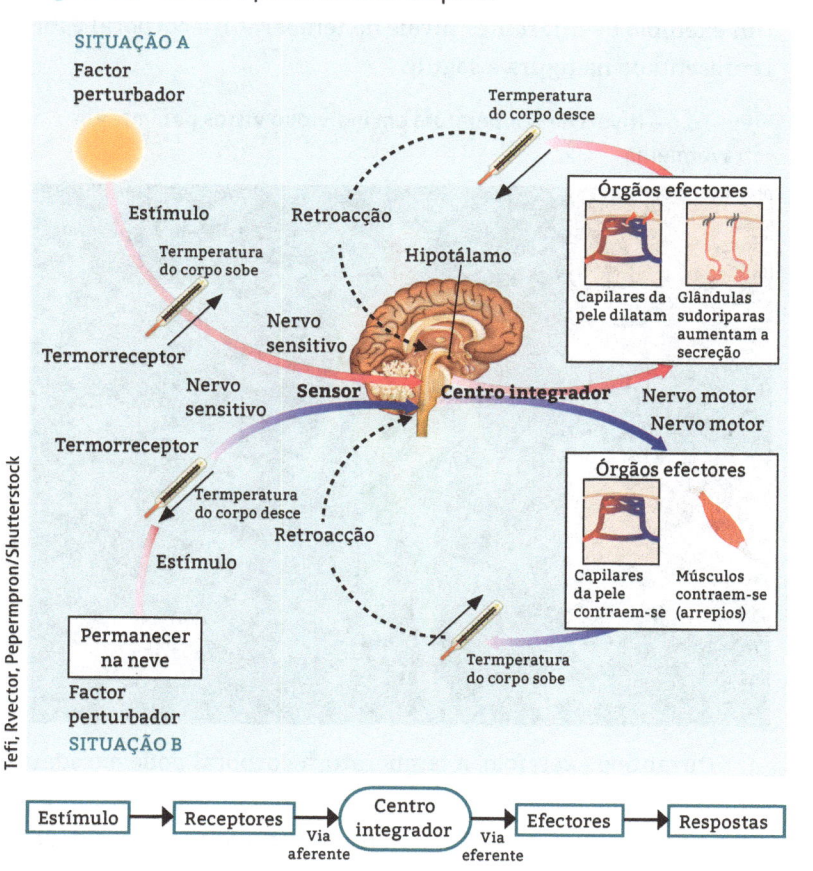

6.2 Mensuração da temperatura durante o exercício

A temperatura corporal estabiliza em média em 37 °C. Entretanto, a temperatura central é maior do que a temperatura cutânea, e a diferença ideal está em torno de 4 °C. A medida de temperatura cutânea é feita sobre a pele, comumente aferida nas axilas. Já a temperatura central pode ser aferida pelo reto, ouvido e esôfago. Um exemplo de diferentes níveis de temperatura corporal está representado na figura a seguir.

Figura 6.6 – Níveis de temperatura em indivíduo vistos por imagem infravermelha

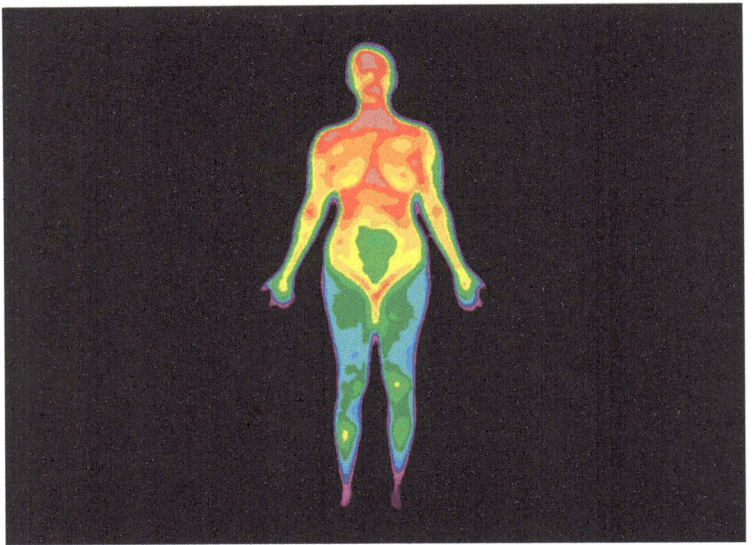

Anita van den Broek/Shutterstock

Durante o exercício, a temperatura corporal pode exceder 40 °C, podendo chegar a 42 °C em músculos ativos. Entretanto, acima de 40 °C (TC) pode afetar o sistema nervoso e a capacidade de resfriamento corporal, e o sistema pode entrar em colapso, comprometendo órgãos importantes e levando o indivíduo a óbito.

A temperatura global do bulbo úmido é um índice empírico do estresse térmico ambiental, sendo a melhor medida atual disponível, especialmente durante os dias quentes e úmidos (Grantham et al., 2010). Além disso, o Colégio Americano de Medicina do Esporte recomenda um corte WBGT para o exercício de 30,1 °C em indivíduos não aclimatados e 32,3 °C em indivíduos aclimatizadas e com baixo risco. Na figura a seguir, estão demonstradas as faixas de temperatura de bulbo seco de acordo com a umidade relativa do ar, tendo maior risco de colapso ocasionado pelo calor.

Figura 6.7 – Valores de temperatura de bulbo seco e umidade relativa do ar que podem ocasionar diferentes níveis de risco para colapso pelo calor

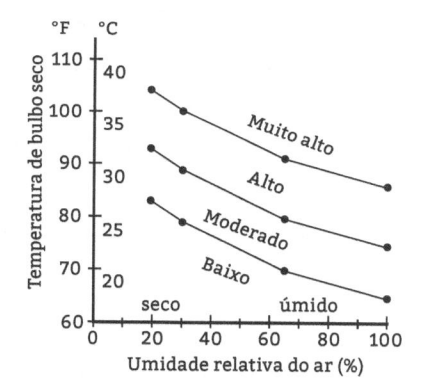

Fonte: ACSM, 1999, p. 109.

Para mensuração da temperatura durante o exercício, essa medida pode ser feita por diferentes dispositivos como termômetros de mercúrio; dispositivos como termopares ou termistores (sensores de pele); pílulas de mensuração da temperatura central ingeríveis; temperatura retal (comum em ambiente laboratorial) etc.

Apesar da temperatura cutânea não ser exatamente a mesma temperatura central (do cérebro), pode-se estimar como a temperatura está durante o exercício. Além disso, já existem evidências demonstrando que a temperatura do tímpano é equivalente à temperatura cerebral, similarmente à temperatura do esôfago. Embora seja comum em estudos e testes laboratoriais, não é tão fácil realizar esses tipos de avaliações em testes de campo. Imagine como seria difícil aferir temperaturas retais ou de esôfago e mensurá-las em uma sessão de treino de futebol, por exemplo. Por esse motivo, a tecnologia vem ajudando cada vez mais, pois existem sensores de temperatura ingeríveis que possibilitam aferir a temperatura central.

A temperatura da pele pode ser aferida por meio de sensores de temperatura em pontos específicos do corpo. O cálculo da temperatura cutânea média pode ser calculada por meio da atribuição de certos fatores a cada medida cutânea individual em proporção à fração da área de superfície corporal total representada por medida (Powers; Howley, 2014). A fórmula a seguir serve para estimar a temperatura cutânea média (Te), a partir de termistores na testa, no tórax, no antebraço, na coxa, na panturrilha, no abdome e no dorso, respectivamente:

$$Te = (T_{testa} + T_{tórax} + T_{antebraço} + T_{coxa} + T_{panturrilha} + T_{abdome} + T_{dorso})/7$$

6.3 Produção *versus* perda de calor corporal

Nesta altura, já sabemos que existem diferentes mecanismos de produção e de perda de calor corporal. A capacidade que o corpo humano tem de gerar e conservar o calor é extremamente eficiente, ao passo que a capacidade de resfriamento é bem mais limitada. Como vimos, o corpo sempre busca o equilíbrio térmico, sendo responsabilidade do hipotálamo essa regulação, induzindo o corpo a ganhar calor em situações de frio e auxiliando na perda de calo, em situações de muito calor.

Especificamente, para o corpo produzir calor, **termogênese corporal**, podemos citar alguns mecanismos como:

- efeito térmico dos alimentos;
- taxa metabólica basal;
- atividade hormonal;
- atividade muscular.

Já para perder calor, **termodispersão**, podemos citar os seguintes mecanismos conhecidos:

- condução;
- convecção;
- irradiação;
- evaporação.

6.3.1 Produção de calor: termogênese

A produção de calor interno ocorre a partir de processos metabólicos. Essa produção pode ser feita de maneira voluntária ou involuntária. Voluntariamente, o calor é produzido quando estamos em movimento ou realizando algum exercício físico, no qual 70% a 80% na energia gasta durante o exercício aparecem em forma de calor (Powers; Howley, 2014). Por isso que durante o exercício físico, há grande estímulo na capacidade de perder esse calor para o ambiente.

Figura 6.8 – Formas de produção de calor

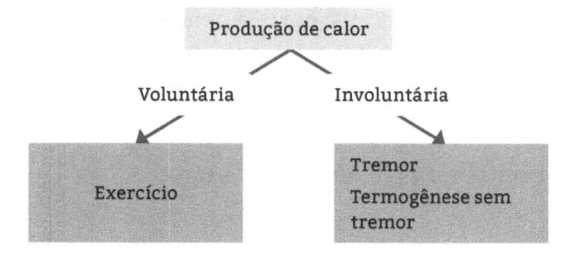

```
                    Produção de calor
                    /              \
            Voluntária          Involuntária
                │                     │
                ▼                     ▼
           ┌─────────┐         ┌──────────────────┐
           │Exercício│         │ Tremor           │
           │         │         │ Termogênese sem  │
           │         │         │ tremor           │
           └─────────┘         └──────────────────┘
```

Fonte: Powers; Howley, 2014, p. 284.

Já para a produção de calor de maneira involuntária, podemos citar as contrações musculares involuntárias (tremores) ou a produção de calor decorrente da secreção de hormônios, como a tiroxina e as catecolaminas. Os tremores são a forma primária de aumentar a produção de calor do corpo, durante o frio por exemplo. No caso do tremor máximo, ocasionado pela contração muscular involuntária, pode aumentar em até cinco vezes a produção de calor do corpo em relação ao repouso. Entretanto, como há diminuição de glicogênio nos músculos e aumento da fadiga, essa produção cessa em poucas horas. Observando a liberação de toxinas metabólicas, a glândula tireoide libera a tiroxina, que faz com que haja um aumento da taxa metabólica de todas as células corporais. O aumento do metabolismo celular ocorre por um aumento de catecolaminas no sangue, composta por adrenalina e noradrenalina. Tanto a liberação da tiroxina pela tireoide quando pela liberação das catecolaminas no sangue são chamadas de termogênese sem tremor.

Por fim, a produção de calor pode ser feita por meio da ingestão de alimentos, que causa um aumento dos processos de metabolismo celular, produzindo calor corporal.

6.3.2 Perda de calor: termodispersão

Os processos de perda de calor ocorrem por meio de quatro processos bem delimitados na literatura: a irradiação, a condução, a convecção e a evaporação, e os três primeiros precisam de algum tipo de gradiente de temperatura entre a pele e o ambiente (Powers; Howley, 2014). Esses processos acontecem de modo simultâneo e contínuo durante o exercício. Além disso, os percentuais de perda de calor durante o repouso e o exercício prolongado são diferentes, como pode ser observado na tabela a seguir.

Tabela 6.2 – Perda de calor estimada

Mecanismo	Repouso		Exercício prolongado	
	% total	Kcal/min	% total	Kcal/min
Condução e convecção	20	0,3	15	2,2
Radiação	60	0,9	5	0,8
Evaporação	20	0,3	80	12

Na **irradiação**, ocorre a perda de calor sob a forma de raios infravermelhos, sendo o primeiro mecanismo de perda de calor corporal.

Figura 6.9 – Mecanismos de perda de calor corporal

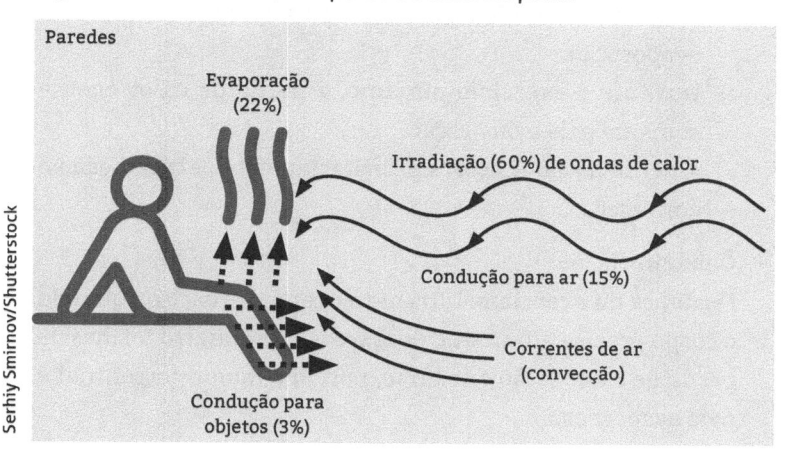

- Paredes
- Evaporação (22%)
- Irradiação (60%) de ondas de calor
- Condução para ar (15%)
- Correntes de ar (convecção)
- Condução para objetos (3%)

Serhiy Smirnov/Shutterstock

Nessa perda, há transferência de calor sem contato físico, é como se, por exemplo, ocorresse a irradiação de calor por meio de uma transferência de calor do sol para a terra. Em repouso, em um ambiente com clima confortável, 60% da perda de calor acontece pela irradiação. Isso acontece porque a temperatura cutânea é maior do que a temperatura dos objetos circundantes (paredes, piso etc.), e uma perda líquida de calor corporal ocorre em decorrência do gradiente térmico (Powers; Howley, 2014). Além disso, como a transferência de calor é feita por raios infravermelhos, a irradiação pode resultar tanto em perda quanto em ganho de calor, dependendo das condições do ambiente.

Exercício resolvido

1. Durante o exercício físico, o corpo gera calor em decorrência da atividade muscular e da atividade do metabolismo celular. Dessa forma, para o corpo voltar à sua homeostase corporal, ele usa de diferentes formas para eliminar o calor produzido durante o exercício e perder o calor extracorporal para o ambiente. Com relação à perda de calor, assinale a alternativa correta:

   a) A perda de calor ocorre prioritariamente pela convecção e condução.
   b) Durante o exercício, a perda de calor ocorre mais pela evaporação.
   c) Durante o exercício máximo, a perda de calor ocorre somente pela evaporação.
   d) A perda de calor ocorre prioritariamente pela radiação e convecção.

   Gabarito: b.
   Feedback **do exercício**: Durante o exercício físico ou quando o corpo precisa eliminar calor do corpo, as quatro formas de perda de calor estão em curso, porém o maior percentual é pela evaporação.

A **condução** corresponde à transferência de calor quando a superfície do corpo entra em contato com objetos. No caso, para perda de calor, deve ocorrer a condução do calor quando o corpo encosta em objetos que estão com menor temperatura do que a pele. Por exemplo, sentando-se em uma cadeira de metal fria, o corpo perde calor para a cadeira. Entretanto, entre as formas corporais de perder calor, esta é de menor percentual de perda, isso porque o corpo tende a ajustar sua temperatura de maneira rápida e equilibra a temperatura com a do objeto em questão.

Figura 6.10 – Mecanismos de perda de calor durante o exercício

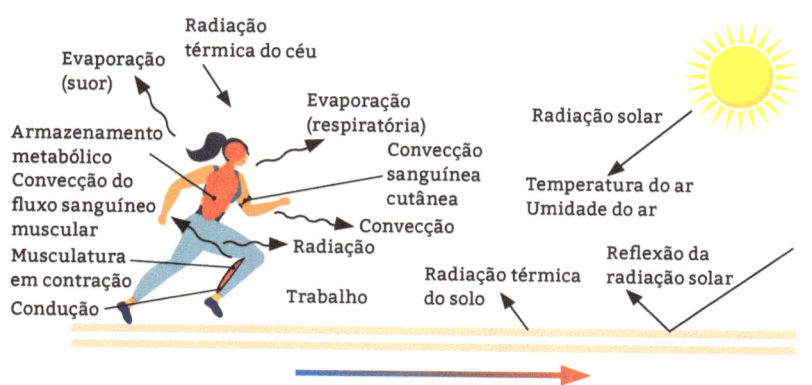

- Evaporação (suor)
- Radiação térmica do céu
- Evaporação (respiratória)
- Radiação solar
- Armazenamento metabólico
- Convecção do fluxo sanguíneo muscular
- Convecção sanguínea cutânea
- Temperatura do ar
- Umidade do ar
- Musculatura em contração
- Convecção
- Radiação
- Condução
- Trabalho
- Radiação térmica do solo
- Reflexão da radiação solar

Fonte: Powers; Howley, 2014, p. 287.

Na **convecção,** ocorre a perda condutiva de calor, na qual o calor é transmitido para as moléculas do ar ou da água que estão em contato com o corpo. Por exemplo, quando estamos em frente a um ventilador, há um aumento do fluxo de ar que passa pela pele, o qual por meio da convecção, faz com que o corpo perca calor para o ambiente. Sabe-se que a eficácia da água no resfriamento é cerca de 25 vezes superior à do ar na mesma temperatura. Portanto, é muito mais refrescante utilizar a água em contato com a pele do que o ar. Powers e Howley (2014, p. 258) apontam:

> Dito de forma prática, a quantidade de calor perdida por convecção depende da magnitude do fluxo de ar sobre a pele. Desse modo, sob as mesmas condições de vento, o ciclismo a altas velocidades melhoraria o resfriamento convectivo, se comparado ao ciclismo a velocidades lentas. Nadar em águas frias (temperatura da água menor do que a temperatura da pele) também resulta em perda de calor por convecção. De fato, a efetividade da água em termos de promoção de resfriamento é cerca de 25 vezes maior do que a efetividade do ar a uma mesma temperatura.

A última forma de perder calor é por meio da **evaporação**, sendo essa a principal forma de perder calor durante o exercício; em repouso, perdemos aproximadamente 20% a 25% de calor corporal. Quando o corpo quer resfriar, ele transfere o calor para a água na superfície da pele que acaba evaporando por receber muito calor e se converte em gás. Isso ocorre porque origina uma formação de um gradiente de pressão, que é constituído entre a pele e o ar. Durante o exercício, a evaporação auxilia o resfriamento corporal, pois quando a temperatura corporal fica acima do normal, o sistema nervoso estimula as glândulas sudoríparas a secretarem suor sobre a superfície cutânea. Conforme o suor evapora, o calor vai sendo perdido para o meio ambiente, o que, por sua vez, abaixa a temperatura cutânea (Powers; Howley, 2014).

Alguns fatores estão relacionados à evaporação, uma vez que alterações de seus níveis podem modificar a taxa de evaporação, como:

- temperatura e umidade relativa;
- correntes convectivas ao redor do corpo;
- extensão da superfície cutânea exposta ao meio ambiente.

Entre esses fatores, em temperaturas muito elevadas, a umidade relativa é o principal fator que influencia a evaporação quanto à perda de calor corporal, no qual níveis altos de umidade diminuem o nível de evaporação. Em contrapartida, com baixos níveis de umidade, a evaporação pelo suor é mais eficiente quanto à perda de calor. Isso significa que altos níveis de umidade relativa diminuem o gradiente de pressão de vapor que ocorre entre a pele e o ambiente. Powers e Howley (2014, p. 285) fornecem o seguinte exemplo:

> Em um dia quente/úmido (p. ex., umidade relativa = 80.-90%), a pressão de vapor no ar se aproxima da pressão de vapor na pele úmida. Dessa forma, a taxa de evaporação é bastante reduzida. As altas taxas de sudorese observadas durante o exercício realizado em um ambiente quente/ de alta umidade resultam em uma perda de água inútil, ou seja, o suor por si só não resfria a pele. É a evaporação que resfria a pele.

Há uma forma de calcular a perda de calor pela evaporação, pois, como a evaporação de 1 litro de suor equivale a uma perda de calor de 580 kcal, é possível calcular a taxa de suor e evaporação para manutenção da temperatura corporal. Primeiro, é necessário saber o gasto energético total da atividade e, com esse valor, tem-se o calor total produzido. Depois, é preciso dividir o valor do calor total produzido pela perda de calor por 1 L (580 kcal/L), obtendo-se, então, a quantidade de evaporação necessária para prevenir o ganho de calor durante a atividade.

6.4 Termorregulação e exercício: respostas corporais relacionadas ao calor

Em altas temperaturas, o corpo usa diferentes mecanismos tanto para dissipar o calor corporal quanto para manter as funções metabólicas. Quando isso ocorre durante o exercício, além de não poder diminuir as funções corporais, os atletas têm de manter a *performance* e lidar com os problemas decorrentes do exercício. Portanto, existem alterações decorrentes do tempo prolongado no calor que podem ocasionar prejuízos na *performance* do atleta.

Com aproximadamente uma hora de exercício exposto ao calor, já é possível observar uma queda na *performance* decorrente da alta depleção do glicogênio muscular e de problemas relacionados à termorregulação e ao balanço hídrico corporal.

Existem alguns sintomas clássicos que podem ser observados durante a exposição prolongada ao calor durante o exercício, como:

- aumento da sudorese;
- vasodilatação periférica;
- aumento da taxa de degradação de glicogênio muscular;
- aumento da adrenalina circulante;

- aumento da temperatura muscular;
- erupção cutânea;
- vermelhidão e prurido;
- redução da força durante contrações voluntárias máximas;
- fadiga muscular;
- cãibras (contração muscular involuntária);
- aumento crítico da temperatura corporal.

Além desses sintomas, é possível observar casos em que os atletas entram em choque hipovolêmico, no qual ocorrem grandes perdas de líquido corporal que podem resultar na morte do atleta. Com base nesses sintomas, alguns distúrbios podem ser causados pela exposição prolongada ao calor, como: síncope; exaustão pelo calor; intermação; hipertermia.

A **síncope** é basicamente uma vertigem, seguida de desmaio. Na síncope, há perda súbita da consciência. A **intermação** é um caso grave de perda da consciência, com aumento da temperatura corporal e falha na transpiração. A **exaustão pelo calor** ocorre quando a temperatura corporal está entre 37 °C e 40 °C, em que o indivíduo apresenta sinais de transpiração excessiva, palidez, vertigem e taquicardia. Usualmente, é o sinal inicial para **hipertermia**.

Exercício resolvido

2. Em altas temperaturas, realizar uma atividade física pode ser uma ação desafiadora e até mesmo perigosa. Se o atleta não está aclimatado à temperatura ou se faz um exercício por períodos prolongados, existem alguns sintomas que podem aparecer, como:
   a) aumento da pressão arterial, tremores e redução da força.
   b) aumento da sudorese, vasodilatação periférica e vermelhidão.
   c) dor de cabeça, vasoconstrição e tremores.

d) cianose nas extremidades e dormência de pés e mãos.
e) hipotermia, vasoconstrição e aumento da pressão arterial.

Gabarito: b.

***Feedback* do exercício:** Entre os diferentes sintomas das temperaturas extremas no calor durante o exercício, podemos citar o aumento da sudorese, para eliminar calor corporal, e a vasodilatação periférica, para aumentar o fluxo sanguíneo, além de vermelhidão na pele.

6.4.1 Hipertermia

A **hipertermia** é quando a temperatura corporal está tão elevada que começa a comprometer as funções metabólicas e é considerado um estado bem grave. A hipertermia causa alterações comportamentais, convulsão, hipotensão, entre outros. A hipertermia ocasiona um aumento da temperatura corporal por falência dos mecanismos de dissipação de calor e quando a temperatura corporal passa de 40 °C há risco de morte.

Existem diferentes causas para um indivíduo entrar em um estado de hipertermia, mas que se inter-relacionam, como: longa exposição ao sol ou estar por um período longo em algum local com temperatura elevada; realizar exercício físico extremo que causa um aumento muito grande da temperatura corporal sem a dissipação de calor de maneira adequada; ficar em um ambiente aquático muito quente; ou, ainda, estar relacionado a alguma patologia.

Entre os diferentes sintomas que a hipertermia pode ocasionar no corpo humano, podemos citar:

- transpiração excessiva;
- taquicardia;
- taquipnéia;

- confusão mental;
- náuseas;
- vômitos;
- dor de cabeça;
- tontura.

Entrar em estado de hipertermia pode comprometer diversas funções do organismo e ocasionar a morte. Uma das consequências da hipertermia pode ser o choque hipovolêmico. No choque hipovolêmico, há grande perda de líquidos corporais e de sangue, e o coração não consegue bombear sangue para todo o corpo, resultando em diminuição do débito cardíaco, vasodilatação sanguínea e diminuição do nível de oxigênio, que pode levar à falência de órgãos vitais, colocando a vida do indivíduo em risco.

Como a hipertermia pode ocasionar a perda de líquidos e de sangue, pode também diminuir a quantidade de sangue recebido no cérebro, causando lesão cerebral aguda. Uma possível consequência da hipertermia é a convulsão, ocasionada pelo mesmo motivo (diminuição de oxigênio cerebral). Por fim, a principal consequência ocasionada pela hipertermia, se um indivíduo não for atendido a tempo, é a arritmia cardíaca, seguida de óbito.

Durante um exercício extenuante, a produção de calor pelo corpo e, principalmente, pela musculatura pode ser de 15 a 20 vezes maior do que em repouso e é suficiente para aumentar a temperatura central do corpo em 1 °C a cada 5 minutos, sem ajustes termorregulatórios (ACSM, 1999). Portanto, se a produção de calor corporal é maior do que a quantidade de perda ou dissipação de calor, ocorrerá hipertermia.

Existem alguns distúrbios e fatores que podem aumentar a temperatura corporal durante o exercício e dificultar o processo de dissipação do calor, como:

- doenças de pele;
- queimaduras pelo sol;
- desidratação;

- obesidade;
- privação do sono;
- baixa aptidão física;
- idade avançada;
- falta de aclimatação ao calor;
- histórico de distúrbio relacionado ao calor;
- pressão baixa.

Como estamos tratando de um estado que pode ser causado durante o exercício físico, existem os primeiros socorros que devem ser feitos assim que os sinais de exaustão pelo calor forem observados, entre eles:

- ligar imediatamente para os serviços de emergência;
- monitorar sinais (vias aéreas, respiração, circulação e consciência);
- colocar o indivíduo na sombra com os pés elevados;
- afrouxar as roupas tanto quanto possível;
- despejar água fria sobre o indivíduo ou colocar um pano úmido;
- resfriar com imersão em água ou compressas de gelo;
- se o indivíduo está consciente, dar um pouco de água (hidratação);
- se o indivíduo está inconsciente com convulsões e delírios, levar imediatamente ao hospital.

Para evitar a hipertermia ou o desenvolvimento dos sintomas relacionados à exaustão pelo calor, seguem algumas sugestões:

- evitar fazer exercício em condições de temperatura acima de 28 °C;
- praticar exercícios antes das 10 h da manhã ou após as 17 h da tarde;
- usar roupas adequadas;
- hidratar-se corretamente durante os períodos prolongados no calor;
- realizar uma aclimatação gradual.

6.5 Aclimatação ao calor

Para evitar as situações observadas anteriormente no que se refere à exaustão ocasionada pelo calor, devem ser pensadas previamente as condições de competição para que as competências necessárias sejam desenvolvidas durante os treinamentos (no caso de atletas de elite).

Sabe-se que a hipertermia é a terceira maior causa de morte entre atletas universitários nos Estados Unidos, em razão da grande exposição durante jogos de futebol americano, no qual usam roupas pesadas e quentes e ficam expostos por tempo muito prolongado ao sol, sem a devida reposição hídrica ou ajuste termorregulatório.

A aclimatação ao calor pode ser feita de duas formas: a primeira forma é levando o atleta ao ambiente de calor que seja próximo ao que ele vai enfrentar na competição, e a segunda forma é aclimatar o atleta em um ambiente artificialmente quente que seja muito semelhante ao que encontrará na competição. De maneira geral, o período de aclimatação básica deve variar de 5 a 10 dias.

Entre os marcadores clássicos de aclimatação ao calor, podemos citar a diminuição da frequência cardíaca, a diminuição da temperatura corporal, o aumento da sudorese e a melhora no desempenho. Além disso, as mudanças corporais que ocorrem com a aclimatação ao calor são a:

- melhora do desempenho aeróbio;
- aumento da transpiração e do fluxo sanguíneo;
- melhora da estabilidade cardiovascular;
- equilíbrio do fluxo de eletrólitos.

Uma das principais características da aclimatação ao calor é que a taxa de sudorese aumenta. A evaporação pela sudorese pode ser antecipada e "apenas implica no fato de que esta surge logo após o início do exercício, [...] que, por sua vez, é traduzido em menos armazenamento de calor no começo do exercício e temperatura central mais baixa" (Powers; Howley, 2014, p. 299). Além disso, a aclimatação ao calor pode melhorar a taxa de sudorese de um atleta em até três vezes.

Figura 6.11 – Dias de aclimatação necessária para modificar as características fisiológicas de um indivíduo

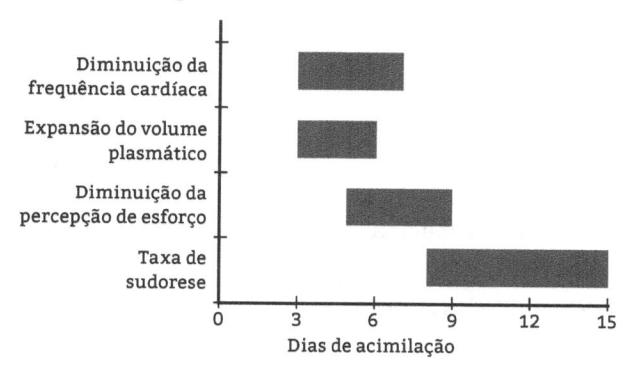

```
Diminuição da
frequência cardíaca    |████|
Expansão do volume
plasmático             |██|
Diminuição da
percepção de esforço      |████|
Taxa de
sudorese                       |████████|
                    0   3   6   9   12   15
                      Dias de acimilação
```

Fonte: Power; Howley, 2016, p. 299.

6.6 Termorregulação e exercício: respostas corporais relacionadas ao frio

Em baixas temperaturas, o corpo usa diferentes mecanismos tanto para conservar quanto para produzir calor corporal. Já sabemos que a temperatura média corporal é 37 °C. Como o corpo não reage da mesma forma com o aumento da temperatura corporal, se a temperatura estiver abaixo de 36 °C, já se pode considerar que o indivíduo está entrando em um estado de hipotermia.

A primeira resposta corporal na hipotermia é a vasoconstrição. Quando o corpo fica com temperaturas baixas, tenta produzir calor e continuar enviando sangue rico em oxigênio para as partes periféricas e órgãos internos, e a vasoconstrição faz com que os vasos sanguíneos diminuam de diâmetro para continuarem a enviar o sangue e manter as funções vitais do organismo.

Entre os sintomas iniciais de um indivíduo que está entrando em um estado de hipotermia, podemos citar:

- calafrios;
- euforia;
- confusão mental;
- tremores;
- letargia (incapacidade de expressar emoções);
- desorientação;
- extremidades adormecidas;
- extremidades com cianose.

O exercício físico pode ser uma das formas de aumentar a produção de calor para não agravar os estados de hipotermia e manter as funções vitais do organismo. Há diferenças na taxa de sudorese quando o exercício é realizado no calor e no frio. No calor, como já mencionado, a taxa de sudorese é uma das principais formas de dissipação. Dessa forma, se o exercício for feito de modo prolongado, é possível manter a temperatura central mesmo em ambiente frio.

Gráfico 6.1 – Diferenças de temperatura central e sudorese durante 45 minutos de exercício em ambiente quente e ambiente frio

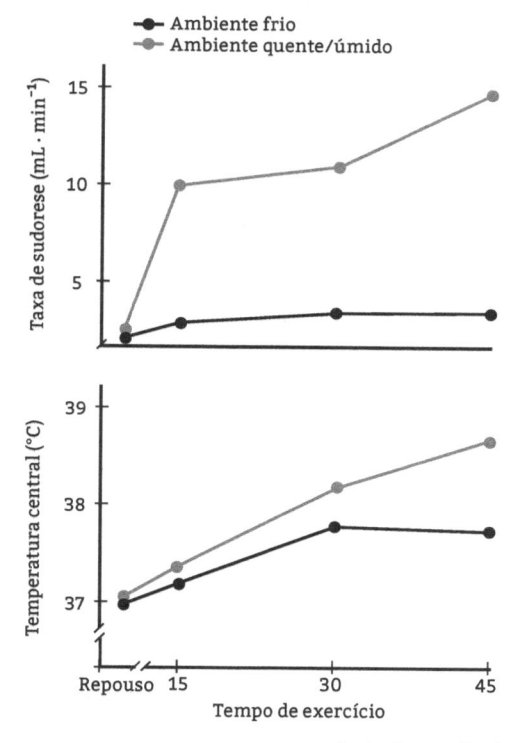

Fonte: Powers; Howley, 2014, p. 293.

A hipotermia pode ser classificada em três graus, que são baseados na temperatura corporal, sendo: (1) leve, de 35 °C a 33 °C; (2) moderado, de 33 °C a 28 °C; e (3) grave, abaixo de 28 °C. Os sintomas de cada um dos graus estão descritos no quadro a seguir. A sequência de sintomas na hipotermia ocorre desta forma: primeiro a temperatura cai 1 °C ou 2 °C abaixo de 37 °C; o indivíduo começa a ter arrepios; a frequência respiratória começa a ficar acelerada; há dificuldade de movimentação das extremidades corporais e dormência. Depois, na segunda etapa, a temperatura cai de 3 °C a 4 °C abaixo do normal; o indivíduo apresenta movimentação lenta e arrepios mais acentuados; há cianose nas extremidades e confusão mental, mas ainda com consciência. Por fim, na terceira etapa, a pulsação está muito baixa; há diminuição da atividade muscular; ocorre falha nos órgãos vitais; e, por fim, parada cardíaca levando à morte.

Quadro 6.1 – Graus de hipotermia

Leve 32 °C a 35 °C	Moderada 28 °C a 32 °C	Grave < 28 °C
Fase inicial, excitação, para se combater o frio: • hipertensão • tremor • taquicardia • taquipnéia • vasoconstrição Com o passar do tempo, inicia-se a fadiga: • letargia • ataxia • diurese • hipovolemia	Pulso lento e irregular da frequência cardíaca e da frequência respiratória Diminuição do nível de consciência Dilatação pupilar Redução do tremor Hipotensão Fraqueza dos reflexos corporais (hiporreflexia)	Apneia Coma Redução da atividade cerebral Pupilas não reativas Inconsciência Parada cardíaca

Além da categorização baseada na temperatura corporal, a hipotermia pode ser classificada de acordo com o nível de intensidade:

- **crônica:** hipotermia resultante de uma doença;
- **subaguda:** ocorre quando o indivíduo permanece por longos períodos em ambiente frio;
- **aguda:** é a mais grave, em que há uma queda muito rápida da temperatura.

Da mesma forma como nos problemas gerados pelo calor, como estamos tratando de um estado que pode ser causado durante o exercício físico, os primeiros socorros devem ser feitos assim que os sinais de hipotermia forem observados, entre eles:

- manter a vítima aquecida com o uso de roupas secas e cobrir com cobertas ou mantas aquecidas;
- levá-la para um ambiente mais quente, mas tomar extremo cuidado para que a vítima não tenha arritmia cardíaca;
- nunca adicionar sacos de água quente, cobertores elétricos ou outros dispositivos de aquecimento diretamente nos membros corporais ou em quaisquer outras partes do corpo da vítima;
- dependendo do grau de sintomas da vítima, não dar banho de água quente nem friccionar as extremidades; é preciso tentar aquecê-la de maneira gradual;
- se a vítima estiver consciente, fazer com que ingira bebidas calóricas quentes ou algum tipo de alimento quente que seja fácil de digerir pelo organismo;
- nunca dar bebidas alcoólicas à vítima, pois elas fazem com que haja maior dissipação do calor corporal interno.
- se a condição corporal de hipotermia for grave, levar imediatamente a uma assistência médica.

É importante lembrar que o rápido aumento de temperatura nas extremidades corporais faz com que haja um maior fluxo sanguíneo nas áreas periféricas, dissipando o calor para essas áreas e fazendo com que haja uma diminuição da temperatura central e da pressão arterial, só piorando o estado da vítima.

Para evitar que os sintomas da hipotermia ocorram ou sejam agravados, existem algumas prevenções que podem ser tomadas, como:

- evitar praticar exercícios em temperaturas muito baixas sem aclimatação adequada;
- utilizar roupas adequadas;
- ingerir bebidas ou alimentos quentes;
- realizar hidratação correta;
- fazer uma aclimatação específica.

Exercício resolvido

3. Entre os sintomas observados durante a exposição longa em altas temperaturas, está o início da dormência nas extremidades seguida de cianose (pontas dos dedos dos pés e das mãos começam a ficar azuladas). O motivo pelo qual ocorre a cianose em razão da baixa temperatura é:

a) falta de movimentação dos membros.
b) aumento do fluxo de sangue para essas extremidades, elevando a oxigenação celular.
c) baixa frequência respiratória.
d) diminuição do fluxo de sangue para essas extremidades, reduzindo a oxigenação celular.

Gabarito: d.

Feedback do exercício: As baixas temperaturas fazem com que o corpo conserve o calor, entretanto, com o tempo prolongado, há maior vasoconstrição e diminuição da pressão arterial, resultando em menor fluxo sanguíneo e, consequentemente, envio de oxigênio para as extremidades corporais, o que acarreta cianose.

6.7 Aclimatação ao frio

No caso dos atletas de elite, devemos sempre aclimatá-los de acordo com a temperatura que enfrentarão na competição. Se um atleta for correr uma maratona na Antártida, por exemplo, a aclimatação ao frio se faz necessária. Para tanto, podemos fazer a aclimatação duas formas: utilizando câmaras frias ou proporcionando condições próximas às da competição.

A aclimatação ao frio gera algumas adaptações fisiológicas, como o aumento da termogênese sem tremor, aumento do fluxo sanguíneo para as partes periféricas do corpo. A aclimatação gera a capacidade de aumentar a produção de calor e conservar calor, deixando o atleta mais confortável durante o ambiente frio e com maior capacidade de conservar suas funções fisiológicas. De acordo com Powers e Howley (2014, p. 300-301), existem três tipos de adaptação fisiológica durante a aclimatação ao frio:

1 – A adaptação ao frio resulta em diminuição da temperatura média da pele com o aparecimento dos tremores. Isso significa que os indivíduos aclimatados ao frio começam a tremer quando expostos a temperaturas inferiores à temperatura da pele, em comparação aos indivíduos não aclimatados. A explicação para essa constatação é que os indivíduos aclimatados ao frio mantêm a produção de calor com menos tremores, aumentando a termogênese não associada ao tremor. Isso é promovido por um aumento da liberação de noradrenalina, que resulta em aumento da produção metabólica de calor.

2 – Em um segundo ajuste fisiológico que ocorre em razão da aclimatação ao frio, os indivíduos adaptados ao frio conseguem manter uma temperatura média de mãos e pés mais alta durante a exposição, em comparação aos indivíduos não aclimatados. A aclimatação ao frio aparentemente resulta em melhora da vasodilatação periférica intermitente para aumento do fluxo sanguíneo (e do fluxo de calor) nas mãos e nos pés.

3 – A terceira e última adaptação fisiológica ao frio é a melhor capacidade de dormir em ambientes frios. Indivíduos não aclimatados que tentam dormir em ambientes frios costumam tremer tanto, que o sono acaba sendo impossibilitado. Em contrapartida, os indivíduos aclimatados ao frio conseguem dormir confortavelmente em ambientes frios. Porque apresentam níveis elevados de termogênese não associada ao tremor.

Um ponto importante é que, diferentemente da aclimatação ao calor, que tem vários guias e sugestões de dias para melhor aclimatar o atleta, na aclimatação ao frio existem poucas recomendações conhecidas. Existem alguns indícios de que essas alterações da aclimatação ao frio começam a ocorrer após uma semana.

ııı Síntese

- A homeostase corporal equilibra as funções térmicas corporais; quando acontece alguma alteração externa ou interna nos mecanismos térmicos, a termorregulação faz com que o corpo entre em equilíbrio novamente.
- Quem coordena a regulação da temperatura corporal é o hipotálamo. O hipotálamo anterior se refere à função de lidar com os aumentos da temperatura corporal, e o hipotálamo posterior refere-se à função de lidar com as diminuições da temperatura corporal.
- A mensuração da temperatura durante o exercício pode ser feita por termômetros de mercúrio, dispositivos como termopares ou termistores (sensores de pele), pílulas de mensuração da temperatura central ingeríveis e a partir da temperatura retal (comum em ambiente laboratorial).
- Em um ambiente frio, há diminuição da temperatura corporal, e a termorregulação aciona diferentes mecanismos para conservação do calor, como vasoconstrição, contração muscular por meio de tremores, liberação de noradrenalina e de tiroxina, cessamento da secreção de suor e eriçamento de pelos corporais (para proteger a camada de ar).
- Em um ambiente quente, há aumento da temperatura corporal, e a termorregulação aciona diferentes mecanismos para dissipação do calor, como vasodilatação, aumento da sudorese e interrupção dos mecanismos de ganho de calor.
- Para o corpo produzir calor, o que é chamado de *termogênese*, há alguns mecanismos, como efeito térmico dos alimentos, taxa metabólica basal, atividade hormonal (secreção de hormônios, como a tiroxina e as catecolaminas) e atividade muscular (contrações musculares involuntárias).

- Já para perder calor, o que é denominado de *termodispersão*, há quatro mecanismos conhecidos: condução, convecção, irradiação e evaporação.
- Na condução, ocorre a transferência de calor quando a superfície do corpo entra em contato com objetos. Na convecção, ocorre a perda condutiva de calor, na qual o calor é transmitido para as moléculas do ar ou da água que estão em contato com o corpo. Na irradiação, ocorre a perda de calor sob a forma de raios infravermelhos e é o primeiro mecanismo de perda de calor corporal. A evaporação é a última forma de perder calor.
- Os sintomas clássicos observados durante a exposição prolongada ao calor durante o exercício são aumento da sudorese, vasodilatação periférica, aumento da taxa de degradação de glicogênio muscular, aumento da adrenalina circulante, aumento da temperatura muscular, erupção cutânea, vermelhidão e prurido, redução da força durante contrações voluntárias máximas, fadiga muscular, cãibras (contração muscular involuntária) e aumento crítico da temperatura corporal.
- A hipertermia é quando a temperatura corporal está tão elevada que começa a comprometer as funções metabólicas e é considerado um estado bem grave. Para evitar hipertermia ou o desenvolvimento dos sintomas relacionados à exaustão pelo calor, não se deve fazer exercício em condições de temperatura acima de 28 °C; e deve-se praticar exercícios antes das 10 h da manhã ou após as 17 h da tarde, usar roupas adequadas, realizar hidratação correta durante os períodos prolongados no calor e realizar uma aclimatação gradual.
- A aclimatação ao calor pode ser feita de 5 a 10 dias no calor, em um ambiente de calor que seja próximo ao que ele vai enfrentar na competição. A segunda forma é de

aclimatar o atleta em um ambiente artificialmente quente que seja muito semelhante ao que o atleta encontrará na competição.
- A hipertermia ocorre quando a temperatura corporal está abaixo de 36 °C. A primeira resposta corporal na hipotermia é a vasoconstrição. Entre os sintomas iniciais de um indivíduo que está entrando em um estado de hipotermia, estão calafrios, euforia, confusão mental, tremores, letargia (incapacidade de expressar emoções), desorientação, extremidades adormecidas, extremidades com cianose.
- A aclimatação ao frio pode ser feita utilizando câmaras frias ou em condições próximas da competição, e, em uma semana, já ocorrem alterações fisiológicas.

Considerações finais

Em estado de repouso, o corpo humano desempenha função basal, ou seja, ele não funciona à máxima potência. Os sistemas cardiovascular e respiratório, por exemplo, precisam responder a demandas muito mais baixas do que aquelas exigidas durante um esforço físico, e é justamente aí que se encontra a relevância dos estudos de fisiologia do exercício.

Nesta obra, tratamos, inicialmente, de como a fisiologia do exercício, tendo nascido da fisiologia, consolidou-se como área de estudo; trilha histórica que permite observar as evoluções ocorridas nesse campo até os dias atuais. Por isso, abordamos aqui alguns conceitos basilares de fisiologia, a fim de oferecer um suporte ao entendimento e à aplicação prática da fisiologia do exercício.

Também discutimos sobre o sistema neuromuscular, seus componentes e suas funções. Destacamos que as fibras do tipo I e II podem influenciar o desempenho em algumas modalidades esportivas. Quanto à abordagem bioenergética, elucidamos algumas questões em torno do metabolismo, responsável pela produção de energia. Durante o repouso, o corpo apresenta um funcionamento basal; já, em atividade física, há adaptações sistêmicas acontecendo no decorrer da prática esportiva. Os principais percursores energéticos são: carboidratos, gorduras e proteínas.

Na sequência, tratamos do funcionamento de um sistema de grande importância para a manutenção vital: o sistema cardiorrespiratório, que é exposto a adaptações agudas e crônicas em resposta à prática esportiva, como redução da frequência cardíaca e aumento do consumo máximo de oxigênio.

Após percorrermos esse caminho teórico, apresentamos uma visão da fisiologia voltada ao treinamento físico, momento em que abordamos pormenorizadamente cada um dos princípios do treinamento desportivo, fundamentais para uma prescrição segura e efetiva de atividades físicas. Além disso, evidenciamos possibilidades de métodos de treinamento (aeróbicos e anaeróbicos) e algumas formas de controle externo com relação ao exercício.

Por fim, tematizamos a termorregulação, pois a prática esportiva em condições climáticas diversas exige alguma atenção. Discutimos, portanto, os princípios da termorregulação e métodos para avaliação da temperatura corporal, visando à prática esportiva segura.

Logo, com base nos conhecimentos aqui explorados, fica clara a importância de se compreender os sistemas corporais e as metodologias de treinamento para que um bom programa de exercícios seja desenvolvido, independentemente do contexto em que se pretende propor tais práticas.

Referências

ACSM – American College of Sports Medicine. Distúrbios causados pelo frio e pelo calor durante corridas de longa distância. **Revista Brasileira de Medicina do Esporte**, v. 5, n. 3, p. 108-119, maio/jun. 1999. Disponível em: <https://www.scielo.br/j/rbme/a/TdZrYjq8gRLs96VKzpJ9fmk/?format=pdf&lang=pt>. Acesso em: 30 jun. 2022.

ACSM – American College of Sports Medicine. **Guidelines for Exercise Testing and Prescription**. 10. ed. Philadelphia: Lea & Febiger, 2017.

BORG G. **Borg's Perceived Exertion and pain scales**. Champaign: Human Kinetcs, 1998.

CABRAL, L. L. et al. Initial Validity and Reliability of the Portuguese Borg Rating of Perceived Exertion 6-20 Scale. **Measurement in Physical Education and Exercise Science**, v. 24, n. 2, p. 103-114, 2020.

CABRAL, L. L. et al. Systematic Review of Cross-Cultural Adaptation and Validation of Borg'S Rating of Perceived Exertion Scale. **Journal of Physical Education**, v. 28, n. 2853, p. 1-13, 2017. Disponível em: <https://www.scielo.br/j/jpe/a/rwwRmWFzLvzJX8XQ9gCvbvS/?format=pdf&lang=en>. Acesso em: 30 jun. 2022.

CADORE, E. L.; BRENTANO, M. A.; KRUEL, L. F. M. Efeitos da atividade física na densidade mineral óssea e na remodelação do tecido ósseo. **Revista Brasileira de Medicina do Esporte**, v. 11, n. 6, p. 373-379, nov./dez. 2005. Disponível em: <https://www.scielo.br/j/rbme/a/ppVRtw7VXmLF8ZyG3zrVRQp/?format=pdf&lang=pt>. Acesso em: 30 jun. 2022.

COGO, A. C. Treinamento intervalado para atletas amadores de corrida de rua: buscando a intensidade ideal. **Revista da Graduação**, v. 2, n. 2, 2009. Disponível em: <https://revistaseletronicas.pucrs.br/ojs/index.php/graduacao/article/view/6004>. Acesso em: 30 jun. 2022.

DAMATTO, R. L.; CEZAR, M. D. M.; SANTOS, P. P. dos. Controle da temperatura corporal durante o exercício físico. **Arquivos Brasileiros de Cardiologia**, v. 112, n. 5, p. 543-544, 2019. Disponível em: <https://www.scielo.br/j/abc/a/fPBNrJvKhRGrQKVWDsGGZLd/?format=pdf&lang=pt>. Acesso em: 30 jun. 2022.

DANTAS, E. H. M. **A prática da preparação física**. 2. ed. Rio de Janeiro: Sprint, 1985.

DEKERLE, J. et al. Methodological Issues with the Assessment of Voluntary Activation Using Transcranial Magnetic Stimulation in the Knee Extensors. **European Journal of Applied Physiology**, v. 119, n. 4, p. 991-1005, 2019.

DURIGAN, J. Z., CHAGAS, E., PROENÇA, J. Quantificação da carga de treinamento em jovens atletas: uma revisão sistemática da literatura. **Revista Brasileira de Prescrição e Fisiologia do Exercício**, São Paulo. v. 12, n. 73, p. 164-174, mar./abril, 2018. Disponível em: <http://www.rbpfex.com.br/index.php/rbpfex/article/view/1358/1031>. Acesso em: 30 jun. 2022.

EHRMAN, J. K. et al. **Fisiologia do exercício clínico**. 3 ed. São Paulo: Phorte, 2018.

FAULKNER, J.; ESTON, R. G. Perceived Exertion Research in the 21 St Century: Developments, Reflections and Questions for the Future. **Journal of Exercise Science & Fitness**, v. 6, n. 1, p. 1-14, 2008.

FLECK, S. J.; KRAEMER, W. J. **Fundamentos do treinamento de força muscular**. Porto Alegre: Artmed, 2017.

FORJAZ, C. L. de M.; TRICOLI, V. A fisiologia em educação física e esporte. **Revista Brasileira de Educação Física e Esporte**, São Paulo, v. 25, n. especial, p. 7-13, dez. 2011. Disponível em: <https://www.scielo.br/scielo.php?script=sci_arttext&pid=S1807-55092011000500002> Acesso em: 30 jun. 2022.

GANDEVIA, S. C. Spinal and Supraspinal Factors in Human Muscle Fatigue. **Physiological Reviews**, v. 81, n. 4, p. 1725-1789, 2001.

GOMES, W. A.; LOPES, C. R.; MARCHETTI, P. H. Fadiga central e periférica: uma breve revisão sobre os efeitos locais e não locais no sistema neuromuscular. **Revista CPAQV – Centro de Pesquisas Avançadas em Qualidade de Vida**, v. 8, n. 1, p. 1-20, 2016.

GRANTHAM, J. et al. Current Knowledge on Playing Football in Hot Environments. **Scandinavian Journal of Medicine & Science in Sports**, v. 20, n. 3, p. 161-167, 2010.

IMPELLIZZERI, F. M.; RAMPININI, E.; MARCORA, S. M. Physiological assessment of aerobic training in soccer. **Journal of Sports Science**, v. 23, n. 6, p. 583-592, 2005.

LINHARES, R. Vias do sistema nervoso. **Kenhub**, jan. 2022. Disponível em: <https://www.kenhub.com/pt/library/anatomia/vias-do-sistema-nervoso>. Acesso em: 30 jun. 2022.

LOPES, L. da S. **Hemisfério cerebral e córtex cerebral**. Disciplina de Neuroanatomia, Universidade de São Paulo, 2016. Disponível em: <https://edisciplinas.usp.br/pluginfile.php/2347460/mod_resource/content/1/c%C3%B3rtex%202016.pdf>. Acesso em: 30 jun. 2022.

LOW, P. Visão geral do sistema nervoso autônomo. **Manual MSD**, 2020. Disponível em: <https://www.msdmanuals.com/pt-pt/profissional/dist%C3%BArbios-neurol%C3%B3gicos/sistema-nervoso-aut%C3%B4nomo/vis%C3%A3o-geral-do-sistema-nervoso-aut%C3%B4nomo>. Acesso em: 30 jun. 2022.

MACHAKI, M. da S. **Comparação entre homens e mulheres dos parâmetros de fadiga central e periférica em exercício realizado abaixo e acima do torque crítico**. Dissertação (Mestrado em Educação Física) – Universidade Federal do Paraná, Curitiba, 2019. Disponível em: <https://www.prppg.ufpr.br/siga/visitante/trabalhoConclusaoWS?idpessoal=58887&idprograma=40001016047P0&anobase=2019&idtc=1421>. Acesso em: 30 jun. 2022.

MAFFIULETTI, N. A. et al. Electrical Stimulation for Neuromuscular Testing and Training: State-of-the art and Unresolved Issues. **European Journal of Applied Physiology**, v. 111, n. 10, p. 2391-2397, 2011.

MARTIN, K. et al. Mental Fatigue Impairs Endurance Performance: A Physiological Explanation. **Sports Medicine**, v. 48, n. 9, p. 2041-2051, 2018.

MCARDLE, W. D.; KATCH, F. I.; KATCH, V. L. **Fisiologia do exercício**: nutrição, energia e desempenho humano. 8. ed. Rio de Janeiro: Guanabara Koogan, 2016.

MERTON, P. A. Voluntary Strenght and Fatigue. **The Journal of Physiology**, v. 123, n. 3, p. 553-564, 1954.

MINAMOTO, V. B. Classificação e adaptações das fibras musculares: uma revisão. **Fisioterapia e pesquisa**, v. 12, n. 3, p. 50-55, 2005. Disponível em:<https://www.revistas.usp.br/fpusp/article/view/76719/80541> Acesso em: 30 jun. 2022.

NEDER, J. A.; NERY, L. E. **Fisiologia clínica do exercício**: teoria e prática. São Paulo: Artes Médicas, 2002.

NOBLE, B. J.; ROBERTSON, R. J. **Perceived Exertion**. Champaign: Human Kinetics, 1996.

POWERS, S. K.; HOWLEY, E. T. **Fisiologia do exercício**: teoria e aplicação ao condicionamento e ao desempenho. 8. ed. São Paulo: Manole, 2014.

ROBERTSON, R. J. et al. Validation of the Adult OMNI Scale of Perceived Exertion for Cycle Ergometer Exercise. **Medicine and Science in Sports and Exercise**, v. 36, n. 1, p. 102-108, 2004.

SALADIN, K. S.; GAN, C. A.; CUSHMAN, H. N. **Anatomy & Physiology**: The Unity of Form and Function. New York: McGraw-Hill, 2018.

SILVERTHORN, D. U. **Fisiologia humana**: uma abordagem integrada. 7. ed. Porto Alegre: Artmed, 2017

STOPPANI, J. **Enciclopédia de musculação e força de Stopanni**. 2. ed. Porto Alegre: Artmed, 2017.

SUSHRUTA SAMHITA. **The Sushruta Samhita**. Índia: Calcutta, 1911. Disponível em: <http://archive.org/stream/english translati00susruoft#page/n3/mode/2up>. Acesso em: 30 jun. 2022.

TIGGEMANN, C. L., PINTO, R. S., KRUEL, L. F. M. A percepção de esforço no treinamento de força. **Revista Brasileira de Medicina do Esporte**, v. 16, n. 4, jul. /ago. 2010. Disponível em: <https://www.scielo.br/j/rbme/a/6PD7Nvc5BVVjfc55m6LTrCD/?format=pdf&lang=pt>. Acesso em: 30 jun. 2022.

TWOMEY, R. et al. Neuromuscular Fatigue During Exercise: Methodological Considerations, Etiology and Potential Role in Chronic Fatigue. **Neurophysiologie Clinique**, v. 47, n. 2, p. 95-110, 2017.

UNESCO – Organização das Nações Unidas para a Educação, a Ciência e a Cultura. **Fisiologia do exercício**. Brasília: Fundação Vale, 2013. (Cadernos de Referência de Esporte). Disponível em: <https://unesdoc.unesco.org/ark:/48223/pf0000224986>. Acesso em: 30 jun. 2022.

WILMORE, J. H.; COSTILL, D. L. **Fisiologia do esporte e do exercício**. 5. ed. São Paulo: Manole, 2013.

Bibliografia comentada

SILVERTHORN, D. U. **Fisiologia humana**: uma abordagem integrada. 7. ed. Porto Alegre: Artmed, 2017.

Nesse livro, os tópicos de fisiologia são escritos de maneira integrada. Ainda que a maioria dos sistemas seja comumente estudada isoladamente, o autor relaciona o funcionamento dos diversos sistemas e apresenta uma visão geral e conjunta do corpo humano, o que instiga o leitor a desenvolver sua capacidade crítica.

POWERS, S. K.; HOWLEY, E. T. **Fisiologia do exercício**: teoria e aplicação ao condicionamento e ao desempenho. 8. ed. São Paulo: Manole, 2014.

Nesse livro introdutório, os autores exploram teoria e prática no que diz respeito ao condicionamento e ao desempenho físico. Nas seções II e III, a fisiologia do exercício é discutida, respectivamente, com relação ao condicionamento físico e ao desempenho esportivo, em que se observa a aplicação dos conteúdos da fisiologia do exercício básica.

MCARDLE, W. D.; KATCH, F. I.; KATCH, V. L. **Fisiologia do exercício**: nutrição, energia e desempenho humano. 8. ed. Rio de Janeiro: Guanabara Koogan, 2016.

Trata-se de um livro clássico dos estudiosos da fisiologia do exercício. Os autores, na primeira parte da obra, além de discorrerem sobre as respostas fisiológicas relacionadas ao exercício físico e ao treinamento, trazem informações relacionadas aos aspectos nutricionais, como o uso de proteínas, gorduras e carboidratos durante a atividade física. A segunda parte é dedicada à discussão dos aspectos relacionados ao exercício físico e a adaptações crônicas ao treinamento, bem como apresenta os efeitos da atividade física em sujeitos com condições especiais de saúde.

MAIOR, A. S. **Fisiologia dos exercícios resistidos**. 2. ed. São Paulo: Phorte, 2013.

Na obra de Maior, a fisiologia do exercício é discutida sob o viés dos exercícios resistidos. Além dos princípios fisiológicos aplicados ao exercício, o autor apresenta especificidades do planejamento de treinamento, abordando diferentes metodologias e variáveis fisiológicas. Ainda, é possível verificar as adaptações cardíacas, circulatórias e respiratórias em resposta ao exercício e, mais pontualmente, ao treinamento resistido. O autor demonstra com destreza as adaptações metodológicas, como no caso de um treinamento com oclusão vascular.

FOX, M. L.; KETEYIAN, S. J. **Bases fisiológicas do exercício**. 6. ed. Rio de Janeiro: Guanabara Koogan, 2000.

Esse livro clássico traz uma visão aprofundada das variáveis fisiológicas do exercício físico. Nele, estão expostas desde questões mais básicas do funcionamento dos sistemas em condição de repouso até as adaptações agudas e crônicas do exercício físico e do treinamento. Sem contar com o riquíssimo glossário ao final da obra, definindo termos frequentemente utilizados no estudo da fisiologia do exercício.

Sobre a autora

Ana Carolina Passos de Oliveira é mestre e doutoranda em Educação Física na área de atividade física e saúde pelo Programa de Pós-Graduação em Educação Física da Universidade Federal do Paraná (UFPR). É graduada em Terapia Ocupacional pela UFPR e bacharel em Educação Física pela mesma instituição. Já atuou como *personal trainer*. Atualmente, é docente do curso de graduação em Terapia Ocupacional do departamento de Terapia Ocupacional da UFPR.

Impressão:
Agosto/2022